Die Frau in der Literatur

»Keinem von uns kommt die Ehre zu, sein Leben für sich allein zu haben . . . Zuweilen beklagt man sich über Schriftsteller, die Ich sagen . . . Ach! Wie unsinnig von dir zu glauben, ich sei nicht du!«

Victor Hugo

Anne Cuneo

Eine Messerspitze Blau

Chronik einer Ablation

Mit einem Nachwort von
Susanne Alge

Ullstein

Ullstein Buchverlage GmbH & Co. KG,
Berlin
Taschenbuchnummer: 30455
Titel der Originalausgabe:
Une cuillerée de bleu
Aus dem Französischen von
Erich Liebi

Ungekürzte Ausgabe
November 1999

Umschlaggestaltung:
Morian & Bayer-Eynck
Illustration:
Hildegard Morian
Alle Rechte vorbehalten
© 1979 by Editions Bertil Galland, Vevey
© der deutschen Ausgabe 1982
by Limmat Verlag Genossenschaft, Zürich
Taschenbuchausgabe mit freundlicher Genehmigung
der Limmat Verlag Genossenschaft, Zürich
© dieser Ausgabe 1999 by Ullstein Buchverlage
GmbH & Co. KG, Berlin
Printed in Germany 1999
Gesamtherstellung: Ebner Ulm
ISBN 3 548 30455 9

Gedruckt auf alterungsbeständigem
Papier mit chlorfrei gebleichtem
Zellstoff

Die Deutsche Bibliothek – CIP-Einheitsaufnahme

Cuneo, Anne:
Eine Messerspitze Blau : Chronik einer Ablation/Anne Cuneo.
Mit einem Nachw. von Susanne Alge. [Aus dem Franz. von Erich Liebi]. –
Ungekürzte Ausg. – Berlin : Ullstein, 1999
(Ullstein-Buch ; 30455)
Einheitssacht.: Une cuillerée de bleu <dt.>
ISBN 3-548-30455-9

I

ABLATION. lat. »Wegnahme« I. (Med.) operative Entfernung eines Organs od. Körperteils, vgl. Amputation

Duden

Zürich, 18. Mai

Ich datiere. Von nun an zählt jeder Tag. Jeder Tag ohne Rückfall bedeutet ein paar Jahre länger überleben, hat mir gestern der Chirurg gesagt. Hat er es *nur* gesagt, um mich zu beruhigen? Das ist es, was mich manchmal so sehr ängstigt. Die Ungewißheit. Ist das böse Tier, das in mir lauert, besiegt? Man wird von Zweifeln geplagt. Und wenn der Chirurg oder der Onkologe »alles in Ordnung« sagen, weiß ich nie, ob sie es tun, weil es wahr ist, oder bloß (»bloß«), um mich aufzumuntern. So oder so, ob ich sterben oder überleben werde, jeder Tropfen Zeit ist eine Perle, ins flüssige Gold des ERLEBENS getaucht. Auf jeden Augenblick kommt es an.

Und an diesem achtzehnten Mai, morgens um acht Uhr fünfzehn, sehe ich, wie er aus dem unwahrscheinlichen Dreieck von hohem, mit goldgelben Blüten übersäten Gras, hier mitten in der Stadt, unter meinem Fenster auftaucht und sich auf den Zaun setzt, der das unwahrscheinliche alte Bauernhaus meines Nachbarn umgibt. Il cardellino. Der Distelfink. Le chardonneret.

Am meisten Wirklichkeit erhält dieser Vogel auf italienisch.

Eines Tages habe ich begriffen, der »cardellino« ist der Distelfink.

Unmöglich.

Doch, doch. Schau im Wörterbuch nach.

Distelfink. Cardellino. Derselbe, kristallhelle Vogel und doch – etwas anderes.

Cardellino – beruhigend, freundschaftlich, bedrohlich. Die zwei »l«, Revolverläufe. Aus dem Garten kommt ein Geräusch, wie wenn jemand über die Mauer gesprungen wäre. Ein Fuchs, vielleicht! An der Leichtigkeit der Luft erkenne ich die letzten, schwebenden Augenblicke der Nacht . . . Ich stehe auf, laufe die Treppe hinunter, niemand hört mich. Im Garten angelangt, sehe ich zunächst nichts. Ich laufe zu meiner Laube.

Dort sitzt er, in Jacke und Mütze, wie die Maurer auf der Baustelle im Dorf. Er schaut mich an, und seine Hand greift nach dem Revolver. Ein zweiläufiger Revolver. Die Worte bleiben mir im Halse stecken. Er ist gefährlich. Wie ein Einbrecher.

Er sagt:

– *Keine Bewegung (wie in einem Abenteuerroman).*

Er sagt:

– *Was willst du? (wie in ›Die drei Musketiere‹).*

Er sagt:

– *Mach keinen Lärm (wie in einem Buch, wie in einem Buch).*

Ich trete näher:

– *Was tust du hier?*

Er lächelt (er wird mir nichts tun).

– *Wie alt bist du? fragt er.*

Sieben oder acht, ich weiß es nicht mehr.

– *Und du?*

Neunzehn.

– *Ich habe dich noch nie gesehen hier im Dorf.*

– *Ich bin eben nicht von diesem Dorf.*

– *Ja aber, weshalb bist du denn hier?*

– *Hör zu, du darfst niemandem erzählen, daß du mich gesehen hast. Verstehst du?*

Ja. Natürlich verstehe ich. Geheimnisse, das versteht sich von selbst.

– *Ich schwöre es.*

Sein Gesicht hellt sich auf.
– Sehr gut, spucke auf den Boden!
Ich spucke auf den Boden.
Schweigen.
Und in dieses Schweigen hinein klingt plötzlich Vogelgesang. Der Tag ist noch nicht angebrochen. Kaum läßt sich dort drüben ein rötlicher Schimmer erahnen.
Er sagt:
– Hörst du?
Was ist das?
E'il cardellino.
Der Distelfink.
Weiter erinnere ich mich an nichts an diesem Morgen. Später haben sie auf der Straße einen Jungen gefunden. Tot. Die Deutschen. Ich habe ihn nicht gesehen. Für mich war dieser Tote immer mein Freund aus dem Morgengrauen. Mein Toter. »Mein« Wort.

Mein erster Kontakt mit dem Tod wahrscheinlich, sagt – fast automatisch – mein Gehirn. Ein Kontakt indessen, der meine Überzeugungen nicht erschüttert hatte. Heute fahre ich auf sturmgepeitschtem Ozean, ich klammere mich an zerbrechliche Schiffchen namens Methotrexat, Fluoruracyl, Leukeran, Betatron, Gammatron und an die vergängliche Rettungsboje meines »nein, ich werde mich nicht sterben lassen«.

Weiß ich noch, ob ich an jenem Tag begriff, daß dieser junge Widerstandskämpfer zu träumen aufgehört hatte? Weiß ich noch, ob ich begriff, daß sein Hinschied für andere Verlust bedeutete?

Heute ja.

Seit ein paar Tagen erlebe ich absurderweise meinen eigenen Tod als Qual: Ich projiziere in mich die Schwere, die er für Eva, meine Tochter, für Erich, meinen Geliebten, haben wird.

Neulich hat mir jemand beiläufig gesagt:
– Zweieinhalb Monate sind es jetzt her, das ist gut. Ein

gutes Zeichen. Diese entzündlichen Tumore breiten sich oft in den ersten drei, vier, sechs Wochen nach der ersten Operation schlagartig aus, wir waren sehr besorgt. Denn wenn das geschieht, ist nichts mehr zu machen, es geht sehr schnell. Du bist noch nicht über den Berg, aber das Schlimmste hast du hinter dir.

Erst hier habe ich wirklich *begriffen*, daß der Tod ganz nah an mir vorbeigegangen ist, daß ich ihn aber, als er anklopfte, nur halbwegs wahrnahm.

Erst hier habe ich begriffen, was ich seit zehn Wochen erlebe: mein Überleben.

Brusino (Tessin), 1. Juni

Weitere zwölf Tage sind überstanden. Zwölf Tage mühsamen und schmerzlichen Grübelns: Ich war dem Tod nahe, und ob ich überleben werde, weiß ich nicht.

In gewissen Augenblicken sage ich mir: Ich muß durchhalten, wenn ich die Zukunft sehen will.

In andern Augenblicken gewinnt die Wirklichkeit Oberhand: Ich lebe, jetzt. Ich erlebe zum Beispiel einen Moment überwältigender Schönheit: Geschützt von einem Kastanienbaum sitze ich am Wasser und sehe die ersten dicken Tropfen eines Gewitterregens fallen. Der Wind treibt die Hitze mit sich fort, es riecht nach Regen und See, dessen seltsam unbewegliche Oberfläche die Regentropfen zurückwirft. Aus der Ferne hört man das Getöse des Motorschiffs und seinen Wellenschlag. Eine Stunde brauchte ich, um das Grau des Wassers, des Bergs und des Himmels in allen Feinheiten zu beschreiben – seitenweise. Und selbst dann wäre es nicht genau »greifbar«, immer würde diese »winzige Messerspitze Blau« fehlen, wie mein Freund Sergio, der Restaurator, sagte, den ich gestern in der mit Baugerüsten überfüllten Barock-Kirche von Riva San Vitale traf.

– Ich habe mich schon immer gefragt, in welchem Maße es möglich ist, die Farben der Fresken wiederzufinden, sage ich zu ihm.

– Ja eben, das ist die Hauptschwierigkeit. Ein Rot, ein Braun, man glaubt, es sei einfach. Man glaubt zu wissen, was es ist. Doch dann verbringt man Tage damit, macht zweihundert Versuche, aber stimmen tut es nie. Bis man jene winzige Messerspitze Blau entdeckt, die der Maler seinem Braun beigegeben hatte. Es ist nur eine hauchfeine Nuance, aber solange man dieses kleine Detail nicht entdeckt hat, fehlt eine gewisse Schattierung, fehlt das Abgerundete . . .

Seit zwölf, fünfzehn, zwanzig Tagen zögere ich. Denn von dieser Messerspitze Blau in mir ist in der Tat die Rede. Man muß sie verfolgen, einkreisen, beschreiben. Nicht um das Thema auszuwinden. Im Gegenteil, um das Bild klarer zu sehen. Und ich habe Angst. Angst, mich daran zu erinnern, wie ich mich auf den Tag genau vor dreizehn Wochen, in den ersten Augenblicken der Klarheit nach der Narkose, an die Hand Madeleines klammerte und mit der ungeheuren Anstrengung, die es mich kostete, sie zu sehen und zu sprechen, die Frage stellte:

– Weshalb muß dies unbedingt mir passieren?

Ich weiß nicht mehr, was sie geantwortet hat. Die Hand hat sie mir gedrückt, das ist alles, was mir von diesem zweiten Augenblick der Klarheit in Erinnerung geblieben ist.

Beim ersten war ich noch im Reanimationszimmer. Undeutlich spürte ich die unangenehmen Sonden im Hals und den Schmerz in der Seite, als sie mich vom Operationstisch ins Bett brachten. Doch aus dem Innern meines gedopten, anästhesierten Ichs war die Operationswunde nicht wahrnehmbar. Gut, da bin ich also wieder. Was hat der Chirurg gemacht? Und diese Biopsie? Positiv oder negativ? Ich tauche unter.

Man macht sich an meinem linken Arm zu schaffen.

Der Blutdruck. Diesmal werde ich hinsehen. Stemmen wir die zwei Tonnen Blei auf meinen Augenlidern nach oben. Ich nehme einen Anlauf. Ungeheuerlich, gerade gegenüber sehe ich – als erstes – die Zeit. Es ist zwanzig vor drei! Zwanzig vor drei! Ach! Scheiße! Eine Biopsie macht man in zehn Minuten, ich muß ...

Neben meinem Bett hantiert eine Frau in grüner Jacke und grüner Mütze. Sie trägt eine Maske, es muß die Anästhesistin sein.

Warum? Vielleicht weil sie auf meine Frage:
– Habt ihr sie mir abgenommen, diese Brust?
den Blick abwendet, um zu antworten:
– Ja.
Es war der 2. März.

Arogno, 2. Juni

Drei Monate. Ich lebe.

Immer noch.

Immer noch ich.

Weshalb sich so wild entschlossen gegen meinen Tod sträuben? Ist das so wichtig?

An und für sich habe ich in meinem Leben schon zwei-, dreimal diesen Augenblick erlebt, knapp bevor ... Schlimm war es nie. jedesmal, wenn es fast geschehen wäre, wenn es mich fast erwischt hätte, blieb ich ungerührt. So ist das also, sagte ich mir. Halb so schlimm. Belanglos eigentlich. Das Einfachste der Welt. Und noch vor drei Monaten ...

In der durchsichtigen Klarheit jenes italienischen Morgens scheint es unmöglich ... Der kleine, barocke Kirchturm und das Giebeldach der Dorfkirche heben sich ab vom Berg, die alten Dächer mit runden Ziegeln fallen als sanfte Neigung zum Tal ab. Weshalb dieses Bedürfnis zu schreiben? Es gibt kein Deshalb.

– Eine Arbeit für die Gemeinschaft, sagt Jacqueline.
Und leben? Ist das auch eine Arbeit für die Gemeinschaft?

Zürich, Dienstag, 28. Februar

Seit einiger Zeit ein vages Unwohlsein auf der rechten Seite. In diesen letzten Tagen ist die Brust schwerer geworden. Seit Donnerstag oder Freitag schmerzt sie, wie damals, als ich schwanger war. Gestern ließ ich die Brust von meiner Frauenärztin untersuchen.
– Eine Zyste, sagte sie, nachdem sie die Brust palpiert hatte. Keine Sorge. Eine kleine Punktion . . .
Jetzt, da ich von Lausanne nach Zürich gezogen bin, will ich mich nicht mehr von ihr behandeln lassen, obwohl sie mich seit fünf Jahren regelmäßig untersucht hat, ich kann geradesogut hier zu meinem Hausarzt gehen und sehen, was er meint.
– Machen Sie sich keine Sorgen, es ist nichts . . .
Unter der Achselhöhle hat sie nicht nachgesehen.
Noch vor drei Monaten, bei der jährlichen Untersuchung, hat sie meine Brüste palpiert (sie hat es nicht von sich aus getan, es war fast Mittag und bestimmt hatte sie Hunger), weil ich in der rechten Brust etwas Hartes gespürt hatte, das in der linken nicht vorhanden war:
– Alles in Ordnung. Lassen Sie sich nicht von der feministischen Presse beeindrucken, die vor medizinischer Unfähigkeit nur so strotzt. Wir sind alle asymmetrisch, Sie sind links ganz einfach nicht gleich gebaut wie rechts. Das ist alles.
Natürlich will man solchen Äußerungen nur allzu gerne glauben. Meine leise Unruhe hat sich wieder gelegt.
Anfangs Januar habe ich innerhalb zweier Tage ein Buch verschlungen, von dem ganz Zürich spricht. ›Mars‹

von Fritz Zorn. Ein junger Mann, Sohn aus der Zürcher Hochfinanz, erzählt, wie er an Krebs erkrankt ist. Er sieht in seiner Krankheit das Resultat seiner Erziehung ohne Liebe, ohne andere Werte als der Konventionen, die er nicht akzeptieren konnte.

Sein Krebs war im Hals ausgebrochen, und er fand das bezeichnend: »Das sind alle die Tränen, die ich hinuntergeschluckt habe.« Als ich dieses Buch las, war er bereits seit einem Jahr tot, und mir kam dieser kleine graue Band vor wie eine Stimme aus dem Grab, unversöhnlich, von der Nutzlosigkeit des Überflusses ohne Revolution zeugend.

Das hat mich sehr aufgewühlt.

Und diesem Gefühl habe ich zugeschrieben, was ich heute für ein Warnzeichen meines Unterbewußtseins halte, das besser als ich darüber Bescheid wußte, was sich in meinem Körper anbahnte.

In drei aufeinanderfolgenden Nächten träumte ich ein und denselben Traum. Eine lange Wanderung durch die verschiedensten Landschaften endete immer in einem völlig abgeschlossenen, völlig verdunkelten Zimmer, an dessen Decke schwach eine rote Lampe glühte. Und aus dieser roten Glühbirne drang eine Stimme, die eine einzige Frage stellte:

– Wo sind die Tränen, die du hinuntergeschluckt hast?
Am vierten Tag nahm ich eine Pille, um traumlos schlafen zu können. Das Unterbewußtsein schwieg.

Eines Abends, in einem Lokal, meldete es sich wieder. Schwer ließ ich mich neben Jacqueline auf einen Stuhl fallen und erklärte:

– Ich bin total erledigt. Ich bin müde, als ob ich Krebs hätte.

Jacqueline lachte:

– Mein Gott, wo nimmst du solche Ideen her?

Dreißig Sekunden lang sprachen wir darüber, dann achtete ich nicht mehr auf diese Warnung, von der ich seit dem 2. März weiß, daß es sich um ein dringendes und nicht einmal verschlüsseltes Telegramm gehandelt hatte.

Abgesehen davon, meldete sich mein Unterbewußtsein auch über einen Text, den ich während diesen drei Monaten schrieb: Plötzlich war ich vom Gefühl getrieben, dies jetzt, mit größter Dringlichkeit, schreiben zu müssen. ›Passage des Panoramas‹ ist voll von Bildern des Todes, sie tauchen ganz von selber auf, überraschend, unkontrolliert:

»... *in die Moschus-Arme dieses Todes, der mir so nahe und so vertraut erscheint. Zeitweise schnürt er mir die Kehle zu, und ich habe das Gefühl, nichts sei so kostbar wie dieser Augenblick, der mich anlockt, mich sucht, mich allein, als ob ich die Auserwählte eines Schicksals wäre, und der für mich Verweigerung und Vergessen alles Schicksalhaften bedeutet.*«

Und weiter:

»*Jetzt sehe ich mich gezwungen, neu anzufangen, mein Leben, meine Beziehungen zu andern Menschen, alles. Aufschieben auf morgen kommt nicht in Frage. Gleichzeitig aber quält mich die Sorge, es könnte schon zu spät sein.* «

Oder auch:

»*Wozu denn heute leben, wenn nicht dazu, die Zukunft zu schmieden? Gewiß auch die eigene – insofern als uns eine Kleinigkeit davon übrigbleiben sollte.* «

Und so weiter.

Acht oder zehn Tage vor der Operation schrieb ich einen Satz, den ich heute mehr als alle andern als Warnzeichen verstehe:

»*Endlich bin ich, zum erstenmal wahrscheinlich, in der Lage, meinen Frauenkörper zu bewohnen.*«

Heute scheint mir – ich bin sehr erstaunt, einen solchen Gedanken niedergeschrieben zu haben –, damals habe das Unterbewußtsein, der direkten Rede, die nicht vernommen wurde, überdrüssig, seine letzte Warnung ausgesprochen:

– Vorsicht! Wenn du nicht *jetzt* zu Bewußtsein

kommst, wird es zu spät sein, um deinen Frauenkörper zu bewohnen.

Es war übrigens um diese Tage herum, als dieses »Etwas« – sehr undeutlich, ich hatte nicht eigentlich Schmerzen – mich zu stören begann. Ich überprüfte, ob ein solcher Knoten vorhanden war, von welchem im Vorsorgeprospekt der Krebsliga die Rede war. Ich fand nichts. Die Brust war zwar geschwollen, doch mit den Fingern war nichts Eindeutiges zu spüren.

Die Schwellung würde abklingen. Ja, sie war rechts sehr ausgeprägt und links überhaupt nicht vorhanden. Aber wir sind alle asymmetrisch. Darauf war ich schon vor meiner ersten Regel gekommen. Rechts bin ich schon immer empfindlicher gewesen als links. Solches Zeug, statt sofort einen Arzt aufzusuchen. Schließlich, als es nach acht Tagen noch nicht vorbei war, ging ich zur Gynäkologin.

Und jetzt sitze ich also bei meinem Hausarzt.

Seit der gestrigen Untersuchung habe ich nicht mehr geschlafen. Ich versuche, Zweifel zu mobilisieren, doch gleichzeitig überwältigt mich die Tatsache: Ich habe Krebs. Mein Gehirn wird von der Vorstellung blockiert, was das bedeuten könnte (sogar heute noch, am 2. Juni, erstarrt es bei der Vorstellung, diesen Augenblick nochmals erleben zu müssen).

Der Hausarzt tastet die Brust ab.

– Ja, das sieht ganz nach einer Zyste aus. Setzen Sie sich (ich setze mich). Legen Sie die Hände auf die Hüften (ich tue es).

Er setzt sich mir gegenüber. Seine Hände beginnen an der Taille und steigen gegen die Achselhöhlen auf. Jetzt sind sie da. Schlagartig verändert sich sein Blick. Es ist tatsächlich Krebs. Ich weiß es, er braucht es mir nicht zu sagen. Es steht ihm ins Gesicht geschrieben.

– Wir müssen eine Biopsie machen.

Ich verstehe dieses Wort nicht, ich höre es in diesem Augenblick zum erstenmal in meinem Leben.

– Man entnimmt einige Gramm Gewebe und läßt es untersuchen, um festzustellen, ob es krebsartig ist. Es handelt sich um einen harmlosen Eingriff.
– Und wenn es krebsartig ist?
– Wird die Brust abgenommen.
NEIN!
– Was heißt hier, wird die Brust abgenommen? Wann? Wo?
– Sofort, ohne die Narkose zu unterbrechen. Wenn man diese Sache einmal angerührt hat . . .
– Aber . . . das geht doch nicht . . .
Mir ist, als weigere sich das Blut, in meinem Gehirn zu zirkulieren. Ich stottere.
– Aber . . . aber . . . sagten Sie nicht gerade . . . und gestern die Gynäkologin . . .
– Ja, solange man nur die Brust untersucht, könnte man tatsächlich an eine Zyste denken. Aber unter dem Arm haben Sie einen großen Knoten.
– Aber . . . aber . . . sind Sie sicher . . . ?
– Nein, sicher bin ich nicht. Solange die Biopsie nicht vorliegt, kann man nichts mit Sicherheit sagen. Doch man muß davon ausgehen, daß jeder Tumor bösartig ist, solange man nicht seine Gutartigkeit beweisen kann. Deshalb müssen wir unbedingt gleich eine Biopsie machen lassen. Welches Spital bevorzugen Sie?
– Ich weiß nicht . . . in Zürich kenne ich mich nicht aus . . . In Lausanne würde ich die Pflegerinnenschule dem allgemeinen Krankenhaus vorziehen. Aber hier . . .
Wir sprechen französisch, für ihn eine Fremdsprache. Er versteht mich schlecht. Und damit löst er in meinem Kopf einen Gedanken aus, auf den ich sonst wohl nicht gekommen wäre, der sich indessen als entscheidend erweisen sollte.
– Ja, das ist wahrscheinlich eine gute Idee, gehen Sie nach Lausanne, dort fühlen Sie sich zu Hause, besser aufgehoben . . .

– Nein, nein . . . das ist zu weit weg . . . mein Leben spielt sich jetzt hier ab . . .

– Gut, in diesem Falle, welches Spital? Die Pflegerinnenschule? Die ist sehr gut, müssen Sie wissen . . .

– Einverstanden . . .

Was sollte ich denn sonst sagen?

Er greift zum Telefon. Stellt die Nummer ein. Ich höre die Stimme, die sich bei der Pflegerinnenschule meldet.

– Guten Tag. Sagen Sie, wer macht bei Euch die Biopsien?

Sie nennt einen Namen.

– Aha! Er ist nicht da . . . Ja, geben Sie mir seine Nummer, ich werde zurückrufen . . .

Er notiert. Legt den Hörer auf. Ergreift ihn wieder, stellt eine andere Nummer ein. Das Unmögliche fängt an, Wirklichkeit zu werden. Das Unmögliche. Ich mit nur einer Brust. Ich ohne Brüste. Ich verstümmelt. Nein – das ist unerträglich. Am andern Ende meldet sich niemand. Der Arzt legt wieder auf.

– Nun, ich werde um zwei Uhr wieder anrufen und das für Sie in der Pflegerinnenschule organisieren.

Ein letzter Versuch meines erdrückten Gehirns:

– Sagen Sie . . . wenn die Brust abgenommen wird, welche Chance habe ich, daß es nicht wiederkommt?

– Statistisch gesehen siebzig Prozent. Aber man muß auch sagen, daß kein Tumor gleich ist wie der andere.

– Selbst wenn man die Brust abgenommen hat, bleiben dreißig Möglichkeiten von hundert, daß es wiederkommt? Eine solche Verstümmelung und nicht einmal Gewißheit?

– Ja eben . . .

– Gibt es wirklich keinen andern Weg?

– Nein, einen andern Weg gibt es nicht.

– Und Sie . . . wissen Sie, was das bedeutet? Es ist das Todesurteil für mein Leben als Frau, das Sie da aussprechen.

– Diesen Eindruck hat man vielleicht im ersten Augenblick, aber er ist falsch. Viele Frauen haben das erlebt, ohne daß ihr Leben als Frau deswegen eingeschränkt worden wäre . . .

Ich nicht, ich weiß es, ich nicht.

Man braucht mir nur diese Brust abzunehmen, und ich werde erledigt sein. Seit fünfundzwanzig Jahren quält mich das, SIE sagen alle, schön seien die Brüste von Jane Mansfield, Brigitte Bardot, Claudia Cardinale. Am Anfang habe ich mit den unmöglichsten Büstenhaltern gemogelt. Und dann kam der Mai 68, die Frauenbewegung folgte. Ich machte Schluß mit dem Mogeln, selbst die einfachsten Büstenhalter verschwanden in der Versenkung. Meine Identität als Frau zu akzeptieren hatte auch damit zu tun: Ich bin nicht »weniger Frau«, nur weil ich ganz kleine Brüste habe. Trotzdem, noch als ich Erich kennenlernte, fragte ich mich, wie er beim Anblick meiner kleinen Brüste wohl reagieren würde. Er fand sie hübsch. Ich hörte auf, mir darüber Gedanken zu machen. Sie sind, wie sie sind, und alles ist in Ordnung. Und jetzt die Aussicht, beide Brüste zu verlieren. Nein! Nein, lieber den Tod als eine solche Verunstaltung.

Der Arzt drückt mir die Hand, ich bin draußen. Meine Beine weigern sich, mich zu tragen. Ich warte auf ein Taxi. Fünf Minuten oder eine Stunde, ich weiß es nicht. Schließlich gehe ich diesem Taxi, das nie kommt, entgegen.

Ich habe nicht die leiseste Erinnerung an den Weg, den ich eingeschlagen habe. Zu Fuß kehrte ich nach Hause zurück, und die Tränen flossen, ohne daß ich etwas dagegen hätte tun können.

2. Juni

Der barocke Kirchturm wird nicht mehr von der Sonne beschienen. Sie ist weitergegangen. Es ist elf Uhr vorbei. Seit vier Stunden klebe ich nun mit einem Klumpen im Bauch am Küchentisch. Ich habe Angst. Angst, beim Durchleben der zwei letzten Tage seiner Existenz wieder dem Krebs das Feld zu überlassen, Angst, er könnte sich »rächen«, obwohl ich seit drei Monaten unablässig kämpfe, um ihn zu besiegen. »Wir sind überzeugt, daß du es schaffen wirst«, schrieben mir Georges und Paule. »Mit deiner Lebenskraft wirst du bestimmt spielend damit fertig werden«, schrieb Pierre. Und Daniel: »Ich weiß, du wirst es schaffen, weil ich weiß, daß du es kannst.«

– Die Medizin allein genügt nicht, man muß auch wollen, haben sie alle gesagt.

Ich versuche, an diese Energie zu appellieren, von der sie alle reden, und ich kenne mich nicht wieder, ich, die ich im ganzen Leben entweder in Eile oder verängstigt oder müde war. Oder alles zusammen. Ich versuche es seit drei Monaten, und bis jetzt hat es geklappt (mit der einen Hand fasse ich Holz an, jenes der schattigen Bank vor der Kirche, wohin ich mich vor fünf Minuten geschleppt habe). Aber die Spannung bleibt. Noch für eine ganze Weile. Auf keinen Fall an Wachsamkeit nachlassen, bis . . . bis wann? Niemand scheint es zu wissen. Wahrscheinlich weiß es wirklich niemand.

Aus der Tiefe der Tabus in mir, deren Narben ich noch immer spüre, steigt die Angst auf, dafür bestraft zu werden, daß ich auf diese Weise »mein Privatleben« offen darlege. »Man« spricht nicht darüber. Und zudem »interessiert das niemanden« . . .

Dieses neue Ich, vor nicht allzulanger Zeit geboren, das vor ein paar Wochen noch schrie: »Ich werde die sein, die ich bin, oder nicht mehr sein«, dieses neue Ich meldet sich trotz aller Tabus. Es sagt *nein*. Schluß mit dem Schweigen.

Schluß mit den hinuntergeschluckten Tränen. Mitten am Tag wirst du es herausbrüllen. Die andern werden auf dein Schreien achten oder nicht – das ist nicht dein, sondern ihr Problem. Kotze dein Leben der Sprachlosigkeit heraus bis auf die letzte verfaulte Zelle.

Am Schluß von ›Mars‹ äußert Fritz Zorn zwei Wünsche: Seine Mutter möge – er ist bereit, ein bißchen nachzuhelfen – die Kellertreppe hinunterstürzen und tot liegenbleiben; und der Sitz der Schweizerischen Kreditanstalt in Zürich möge in die Luft fliegen – er ist bereit, die Bombe zu legen. Dort wird das Vermögen verwahrt, das er geerbt hat und ihm nichts nützt.

Nicht eine Sekunde zweifle ich daran: Wären die beiden Wünsche zu verwirklichen gewesen, hätte Fritz Zorns Krebs besiegt werden können. Ich bin nicht für das Sprengen von Banken. Ich bin für das Sprengen der Tränentresore, wofür die Banken nur letzter, eigentlich zufälliger Ausdruck sind. Ich bin nicht für das »Töten« der Eltern. Ich bin dafür, sie nicht mehr zu brauchen. Sollen sie uns doch in Ruhe lassen. Sie sollen ihr eigenes Leben leben. Wir leben das unsrige.

Zu spät hat Fritz Zorn die Notwendigkeit zu weinen eingesehen. Und jene Art des Aufbegehrens, wie er sie sah, ist in einer Notfallsituation nicht so leicht zu verwirklichen. Ihm blieb nur noch der Protest in Worten. Ein unanständiger Vorwort-Schreiber erlaubte sich, nachdem Zorn sein Unglück mit dem LEBEN bezahlt hatte, die Vermessenheit, über die Frage zu philosophieren, ob es sich bei ›Mars‹ wohl um Literatur handle oder nicht. Soweit ich mich erinnere, hat er die Frage bejaht. Auf jeden Fall liegt das Problem sowenig hier wie bei der Kreditanstalt. Das Problem liegt auf dem Grund dieser Unglückssilos, der vorherrschenden Kategorien Geld, Armut, Literatur, Handarbeit, Kunst, Privateigentum, Verbote für Schwarze, Frauenberufe und so weiter. Und um diese Schranken in die Luft zu sprengen, braucht es etwas anderes als Bomben: Um Grenzen abzuschaffen, um Vermischung, Ausrichtung auf die Allgemeinheit, Umverteilung der Reichtümer zu erleben, braucht es zumindest das Bewußtsein ganzer Bevölkerungen. Die Aktion unzählbar gewordener Menschen.

Unsere Wut sei ein Tropfen in dieser Aktion, unser Unglück wird dann nicht völlig nutzlos gewesen sein.

Die Mittagsglocken des Kirchturms läuten, um mir recht zu geben. Daß ich, wenn das Wort mein Heil und das Schreiben meine Erfüllung sind, reden und schreiben muß.

Lieben und schreiben. Schreiben und kämpfen. Kämpfen und lieben. Kämpfend und schreibend lieben.

Das sind die Achsen, die für mich lebenswichtig sind.

Jetzt, seit ein paar Jahren, habe ich gelernt, Liebe nicht mit Abhängigkeit und Lieben nicht mit Sich-anklammern zu verwechseln. Mit Erich, mit Eva scheint es sogar zu klappen. Ich spüre ihre Liebe, während ich jene Pierres im Laufe der Jahre immer wieder in Zweifel zog, obwohl er mich liebte; andererseits – und das ist die Kehrseite der Medaille – fragte ich mich immer wieder, ob ich ihn liebte, obwohl ich leidenschaftlich an ihm hing. Wir haben uns alles gegeben, was wir an Liebe geben konnten. Doch von meiner Seite, glaube ich, konnte es nicht sehr viel gewesen sein.

Aber jetzt, nachdem sich das geändert hat, nachdem ich, so macht es den Anschein, imstande bin, jene Art von Liebe, die ich brauche, zu geben und auszulösen und wenn es mir gelingt, auch den beiden andern lebenswichtigen Achsen zu ihrem Recht zu verhelfen, dann habe ich WIRKLICH eine Chance, »es zu schaffen«. Zum Teufel also mit Schamhaftigkeit und Tabus.

Ich rede.

Ich rede, um gesund zu werden.

Und ich weiß nicht, ob es nicht doch schon zu spät ist.

28. Februar

Ich öffne die Wohnungstür. Erich tritt in den Flur, sein Gesicht drückt Besorgnis aus. Ich bin stundenlang weggewesen. Ich versuche, es ihm zu sagen. Immer noch.

Und alles, was ich hervorbringe, ist Schreien, stoßweises Weinen, eine sprachlose Flut. Er drückt mich an sich. Er versucht zu verstehen. Vielleicht hat er schon verstanden. Ich versuche zu reden. Aber ich kann nur schreien.

Eine Lücke im Gedächtnis.

Wir haben uns hingesetzt, er hält mich. Er redet.

– Das ist doch nicht möglich ... es muß einen Weg geben. Man kann nicht mit so etwas konfrontiert werden, einfach so, für morgen ... für heute ...

Zu einem späteren Zeitpunkt, erst am Abend wahrscheinlich, sagt er:

– Du bist in deiner Art zu denken viel zu gesund, um Krebs zu bekommen.

– Ja, jetzt vielleicht ... Aber die ganze Scheiße von früher ... Die ist der Nährboden, auf dem der Krebs gedeiht. Die kann ich nicht ungeschehen machen.

Wir trennen uns.

Er geht auf seine Redaktion.

Ich setze mich an meine Schreibmaschine.

Gestern, was mir bereits nur noch als »alte Welt« vorkommt, hatte ich mir vorgenommen, die ganzen Papierberge, die sich während der letzten zwei Monate intensiver Arbeit angehäuft hatten, aufzuräumen.

Ich setze mich.

Ich nehme einen Anlauf.

Aber ich weiß nicht, was ich tue.

Die Brust tut jetzt, nachdem sie von zwei Ärzten ausgiebig palpiert worden ist, tatsächlich weh. Nein. Ich kann nicht tun, als ob nichts wäre.

Ich greife zum Telefon.

In Lausanne wohnt ein Chirurg und Freund von mir.

Wir haben zusammen studiert. Wir haben zusammen gegen den Algerien-Krieg gekämpft. Ganz instinktiv hatte ich immer Vertrauen zu ihm. Ich rufe ihn an. Er ist soeben weggegangen. Rufen Sie bitte zurück.

Unterdessen rufe ich Antoinette an. Sie hat immer ein Ohr für meine Sorgen. Doch jetzt tut sie mehr.

— Weißt du, eine Bekannte von mir ist Krankenschwester, sie hat lange mit einem Krebsspezialisten zusammengearbeitet. Ich rufe sie gleich an, sie ist zu Hause, wir haben uns eben noch gesprochen.

Nur ein paar Minuten. Antoinette ist wieder da.

— Ruf sie an, sie erwartet es, ich habe ihr alles erklärt.

Sie gibt mir die Nummer. Wir sagen uns viele Dinge, ich weiß nicht mehr genau was. Ich weiß, daß es hilft. Antoinette hilft immer. Von politischem Kämpfertum hält sie nicht allzuviel. Kämpferisch ist sie auf einer persönlichen Ebene, ihren Freunden gegenüber, wozu ich völlig unfähig bin und was ich oft an ihr beneidet habe: Um zu helfen, engagiert sie sich außerordentlich. Immer weiß sie, was zu tun ist, sie spürt gleich, wenn es darauf ankommt. In den zwölf Jahren unserer Bekanntschaft wußte sie mir in den entscheidenden Augenblicken immer eine freundliche Hand zu reichen.

Ich rufe die Krankenschwester an.

— Ah. Ich habe soeben mit meinem früheren Chef telefoniert. Er ist ein sehr, sehr fähiger Typ, müssen Sie wissen, einer der besten. Und er weiß auch, was die Integrität einer Frau bedeutet, er respektiert . . . Kurz, er hat morgen um fünf Uhr Zeit für Sie.

— So rasch?

— Ja, er will Sie sofort sehen. Sich die Zeit nehmen, um mit uns zu diskutieren . . . Eine Brust kann rekonstruiert werden, wissen Sie . . .

— Rekonstruiert?

— Ja, das sieht aus wie vorher . . .

— Wie vorher? Wirklich?

— Ja, heute verfügen wir über ausgezeichnete Techniken, nicht wie früher . . .

— Aber . . . Wie? Wann?

— Das hängt davon ab, wie ernst der Fall ist. In einem leichten Fall sofort. Sonst einige Wochen oder Monate danach.

Ah! Befreiung!

— Voraussetzung ist allerdings, daß die erste Operation im Hinblick auf die zweite vorgenommen wird.

— Gut, morgen um fünf bin ich da.

— Abgesehen davon, noch steht nicht fest, ob Sie wirklich Krebs haben. Haben Sie abgenommen?

— Im Gegenteil . . .

— Haben Sie überall Schmerzen?

— Ja, hie und da war ich sehr müde . . .

— Hören Sie, machen Sie sich keine Sorgen, gehen Sie morgen hin. Und Samstag oder Montag wird er die Biopsie machen. Sie sind bei ihm in guten Händen.

Nachdem ich aufgelegt habe, kann ich zum erstenmal an diesem Nachmittag aufatmen. Weshalb nur hat mein Arzt heute morgen nicht von der Möglichkeit einer Rekonstruktion gesprochen?

Ich habe ein wenig Mut gefaßt und beginne eine regelrechte Telefonrunde.

Am Kantonsspital Zürich, der einzige Ort, wo es kostenlos wäre, finde ich schließlich jemanden, der zwei Minuten Zeit für mich hat und die Dringlichkeit einer Biopsie einsieht (man schlägt mir einen Termin in einer Woche vor). Als ich auf das Problem Rekonstruktion zu sprechen komme, ruft er aus:

— Was? In Ihrem Alter?

Ich hänge auf.

Ich versuche es wieder bei meinem Freund, dem Chirurgen. Er ist noch nicht zurück.

Ich ziehe die Anmeldung bei der Pflegerinnenschule zurück. Den dortigen Chirurgen frage ich schon gar nicht nach der Möglichkeit einer Rekonstruktion. Er würde mir entgegenhalten, daß in meinem Alter... Mein Hausarzt hat erst gar nicht daran gedacht – für eine vierzigjährige Frau lohnt sich das nicht mehr. Ich treffe Erich und bitte ihn, mich nach Lausanne zu begleiten.

Ich schleppe mich durch den Abend.

Ich erinnere mich nur verworren daran. Eine Bekannte sagt mir irgendwann in diesem Zeitabschnitt:

– Im ›Stern‹ habe ich Bilder von Brust-Prothesen gesehen, das ist so gut gemacht, daß du schon ganz genau hinsehen mußt, um es zu merken.

Erich hat jemanden gefunden, der ihn bei der Arbeit vertritt, er wird mich begleiten.

Ich gehe zu Bett.

Schlafen kann ich nicht.

Die ganze Nacht über versuche ich, es zu akzeptieren. Ich gehe davon aus, daß ich, solange man mir nicht das Gegenteil bewiesen hat, Krebs habe. Genau wie die Ärzte.

Vor acht Uhr bin ich schon auf den Beinen. Ein Kaffee und dann versuche ich es noch einmal mit meinem Freund, dem Chirurgen. Es liegt mir sehr viel an seiner Meinung.

Wir sprechen eine halbe Stunde lang darüber. Er bestätigt alles, was die andern gesagt haben.

– Aber noch steht nicht fest, ob du wirklich Krebs hast... Krebs... Krebs... »den Krebs« gibt es nicht. Es gibt Tumore und Individuen, die darauf reagieren... Mehr oder weniger rasch, mehr oder weniger heftig. Ich müßte dich sehen. Kannst du nicht nach Lausanne kommen?

– Doch, eben...

Er läßt mir nicht die Zeit, zu erklären, weshalb.

– Um fünf hätte ich Zeit, wenn du willst.

– Du... du kennst dich aus auf diesem Gebiet?

– Nun, weißt du, in den USA habe ich auch in diesem Bereich gearbeitet. Es gehört zu meinem Spezialgebiet.

Aber ich bin ein Feigling, ich ertrage es nicht, einer Frau eine Brust abzunehmen, ohne ihr etwas anbieten zu können. Erst seit ich eine sehr fähige Spezialistin für plastische Chirurgie gefunden habe, tue ich es. Sonst könnte ich es nicht.

– Soll ich also kommen?
– Ja, komm um fünf. Je schneller, je besser. Diesen Dingen gegenüber gibt es nur eine Haltung: Aggressivität. Die Biopsie können wir gleich am Samstag vormittag machen. Oder auch gleich morgen früh, eigentlich. Morgen früh! Diese Hölle nicht bis Samstag, bis Montag durchstehen müssen. Eine Sekunde, um mich zu entscheiden. Meine andere Verabredung erwähne ich gar nicht. Ich werde sie absagen. Wenn man schon handeln muß, dann gleich.

Er erzählt mir noch von zwei, drei Biopsien, die er gemacht hat und die negativ ausgefallen sind, zweifellos um mich aufzumuntern . . .

Wir legen auf.

Erich ist aufgestanden.

Er sieht zu, wie ich meinen Koffer packe. Ich bin auf das Schlimmste gefaßt. Packe ihn ziemlich voll.

Er schüttelt den Kopf:

– Ich glaube nicht an diesen Krebs. Solange keine konkreten Resultate vorliegen, glaube ich nicht daran.
– Vielleicht. Aber ich packe den Koffer trotzdem für vierzehn Tage.

Löcher im Gedächtnis.

Wir sitzen im Dreizehn-Uhr-zehn-Zug, im Speisewagen.

– Ich trinke auf deine Gesundheit, sagt Erich. Er lächelt.

Ich fühle mich wie eine Verurteilte am Vortag der Hinrichtung.

Mit einer abgenommenen Brust werde ich keine Frau mehr sein. Wie soll er mich da noch lieben? Diese Sorge kommt zur andern hinzu. Irgendwo in diesem Raum-Zeit-Gebilde spreche ich meine Befürchtungen aus.

Er wird böse.

– Man liebt eine Frau nicht deshalb, weil sie eine oder zwei Brüste hat, oder . . . das Entscheidende liegt doch anderswo! Du beleidigst mich!

– Aber . . . falls doch . . .

– Ja, falls doch, werden wir sehen, wenn es soweit ist. Ich kann dir jetzt nicht sagen, wie ich reagieren würde, falls du nur noch eine Brust haben solltest. Die Probleme interessieren mich, wenn sie da sind und nicht vorher.

Wir trinken einen Campari, um fünf Uhr abzuwarten. Es ist schönes Wetter.

Fünf Uhr, wir klopfen an.

Die Arztgehilfin nimmt meine Angaben zur Person auf. Sie legt eine Akte an. Ich frage mich, wie dick die schließlich werden wird.

Der Chirurg kommt hereingeweht.

– Ciao!

– Ah ciao! Fast hätte ich dich vergessen. Ich habe es auch heute wieder nicht geschafft, zum Coiffeur zu gehen . . . zwei Minuten . . .

Wir warten einen Augenblick.

Er öffnet die Tür zu seinem Sprechzimmer. Er hat seine weiße Jacke übergezogen. Er macht eine ausholende Handbewegung.

– Hast du etwas dagegen, wenn Erich auch dabei ist? Die Zukunft dieser Brust interessiert ihn sosehr wie mich.

– Wenn es ihn nicht stört . . . und er mir keine Eifersuchtsszene macht . . .

Ein wenig Lachen. Aber mir ist nicht danach zumute.

Ich liege auf dem schmalen, harten, mit einem Papiertuch bedeckten Untersuchungstisch.

Er tastet die Brust ab . . .

– Mhmm??

Ich versuche in seinem Gesicht zu lesen.

Seine Hand ist jetzt in der Achselhöhle, und er bekommt den sonderbaren Blick wie mein Hausarzt gestern vormittag. Er schüttelt den Kopf.

– Komische Brust . . . Es ist unklar. Aber in der Achselhöhle gibt es keine Zweifel. Die Diagnose scheint richtig zu sein. Wir gehen gleich zum Röntgen. Eine Mammographie.

Entschlossen geht er zum Telefon, und mit verschlossenem Gesicht wiederholt er:

– Mit diesen Dingern muß man aggressiv umgehen.

Alles geht sehr schnell.

Die Röntgenaufnahmen. Die Mammographie.

Die Thermographie. Mir ist alles neu. Man mißt die Temperatur der Brust und des gesamten Brustkorbes. Die Stellen mit hoher Temperatur zeigen eine Infektion an. Das Resultat erhält man in Form von Fotos des in Wärmezonen eingeteilten Körpers. Je wärmer, desto heller. Auf der rechten Seite gibt es bei mir einen großen gelben Fleck.

Der Röntgenarzt, sehr sanft, fragt mich nach der letzten Kontrolle.

– Genau vor drei Monaten.

– Komisch . . . Und da war nichts?

Ich spreche von meiner vagen Ungewißheit.

– Weil man hier (er zeigt es mir) Verkalkungen sieht . . .

Das scheint darauf hinzudeuten, daß die Sache schon ziemlich alt ist.

Ich kehre ins Sprechzimmer des Chirurgen zurück.

Er betont noch einmal, daß er sich mir nicht aufdrängen wolle. Er unterstreicht die Tatsache, daß ihm die gewöhnlichen Krankenhäuser nicht offenstehen, weil er zu jung, zu »verschieden« ist. Er kann nur in der Klinik operieren, und die Klinik ist teuer.

Jemand hatte einmal über ihn gesagt:

– Er ist für die Schweiz überqualifiziert. Er ist zu gut, er kann zu viel. Und er ist mit Leib und Seele bei seinem Beruf. Man wird ihn von offiziellen Funktionen fernhalten, weil dort nur durchschnittliche Ehrlichkeit und Speichelleckerei weiterhelfen. Vor allem in der Chirurgie.

– Wenn ich dich operiere, stellt er fest, wird es dich selbst dann sehr teuer zu stehen kommen, wenn ich auf mein Honorar verzichte.

– Das kommt überhaupt nicht in Frage!

– Gut, einverstanden, aber die Klinik . . . außer einem kleinen Pauschalbeitrag, den die Krankenkassen für die Behandlung im Allgemein-Krankenhaus bezahlen, geht alles zu deinen Lasten.

Soll ich denn SECHS Tage lang auf eine Biopsie im Allgemein-Krankenhaus warten? Ausgeführt von einem Unbekannten, von dem ich nichts weiß? Ganz abgesehen davon, daß man im Allgemein-Krankenhaus nur als Privatpatient so operiert wird, daß anschließend eine Rekonstruktion möglich ist. Die rekonstruierte Brust ist noch nicht in die Allgemein-Abteilungen vorgedrungen. Am Problem ändert sich also nichts.

– Ich habe keine Wahl . . .

– Es stimmt schon, dein Spielraum ist sehr klein. Ich oder ein anderer. Morgen früh oder Dienstag. Die Klinik oder das Allgemein–Krankenhaus. Aber wenn du untätig bleibst, wird die Katastrophe nicht lange auf sich warten lassen. Der sichere Tod.

– Diese Chirurgin, die mit dir zusammenarbeitet und plastische Operationen macht . . . ?

– Sie ist noch da, sie wartet auf die Bekanntgabe unseres Entscheids. Ich rufe sie. So lernt sie dich jetzt schon kennen, und du weißt, was auf dich zukommt.

Wieder das Telefon.

Wieder warten.

Sie kommt. Eine Minute oder eine Stunde sind vergangen.

Sie gleicht sehr stark einer meiner besten Freundinnen. Das tröstet mich. Ich habe das Gefühl, sie bereits zu kennen. Und diese Mischung von Energie und Sanftheit in ihr beruhigt mich.

Sie hört mich ab, tastet mich ab. Ich erforsche ein drittes Gesicht, das sich über meine Brust beugt.

– Ich weiß nicht, ob es Krebs ist . . . Es bewegt sich unter der Hand, ist nicht festgewachsen, nicht unbeweglich, wie üblicherweise der Brustkrebs.

Mit ausholender Geste unterstreicht der Chirurg das Gesagte.

– Diese Resultate sind verwirrend. Einzelne Indizien sprechen für Krebs und andere dagegen. Alles in allem könnte es sein, daß wir es nicht mit Krebs zu tun haben. Aber die Biopsie werden wir so oder so machen. Und auf jeden Fall lasse ich dich nicht mit diesem Knoten unter dem Arm herumlaufen. Der muß weg . . . Setz dich.

Ich bin außer mir, nicht vor Angst, sondern vor Wut.

– Nein, ich werde mich nicht setzen.

– Nun denn . . .

Ohne daß ich es will, beginnen meine Beine den Raum auszumessen. Und mein Gehirn fängt unkontrolliert zu fluchen an. Diese Schweinehunde! Sie haben mich hereingelegt. Wie von selbst sagt meine Stimme:

– Ich warne euch, gleich werde ich heulen . . .

– Weine, wenn dir das hilft.

Eine Zeitlang schluchze ich vor mich hin, immer noch hin und her gehend. Mein Ich hat sich gesammelt, und mit der ganzen Kraft meines Körpers schreie ich ihnen weinend entgegen:

– Ich will nicht! Es ist einfacher, zu sterben als eine Brust zu verlieren! Wozu habt ihr denn alle eure Maschinen, hättet ihr mir nicht früher sagen können, daß ich Krebs habe? Ich will nicht! Ich habe keine Angst vor dem Tod. Ich habe Angst vor dem Kranksein. Wo man doch auf den Mond fliegen kann, sollte es wohl auch möglich sein, eine gewöhnliche Brust zu retten. Ich will nicht krank sein!

Sie stehen alle drei völlig regungslos da. Stumm. Die Chirurgin ist es, die mich als erste anspricht, von Frau zu Frau.

– Ich verstehe. Aber dieser Krebs ist nun einmal da, jetzt, er muß beseitigt werden. Eine Rekonstruktion nachher, das ist einfach. Nur ein technisches Problem ...

Beide reden sie jetzt auf mich ein.

Ich versuche, wieder klar zu denken, konkret zu sein.

– Angenommen, du nimmst die Brust ab, wann ist dann frühestens eine Rekonstruktion möglich?

– Oh, beinahe sofort, nach sechs Wochen ungefähr.

Die Chirurgin unterstreicht:

– Heutzutage macht man sehr hübsche Prothesen, sie werden mit einer blutähnlichen Flüssigkeit gefüllt. So sieht man nichts mehr. Manchmal wird eine kleine Korrektur an der andern Brust notwendig, aber nachher haben sie einen schöneren Busen als vorher.

Ich mache den Sprung.

Ich ergebe mich.

Ich akzeptiere.

– Einverstanden, morgen früh die Biopsie, und du entfernst den Knoten unter dem Arm.

Er hat die Hand auf dem Telefon, hält dann inne, sieht mich an.

– Bist du der Sache ganz sicher? Soll ich die ganze Maschinerie in Bewegung setzen?

– Mach schon, ruf an!

Er tut es.

– Ich operiere morgen vormittag Frau Cuneo ... Wir hoffen das Beste für sie, daß sie gegen Abend bereits wieder entlassen werden kann ... Einverstanden ... ja ... ja ... Um sieben Uhr mit nüchternem Magen dürfte früh genug sein, nicht wahr? ... Danke ... ja ... auf Wiedersehen.

Bevor wir gehen, bitte ich um ein Schlafmittel. Es ist Mittwoch abend, und seit Montag früh habe ich keine Minute mehr geschlafen.

Während der ganzen Zeit war Erich dageblieben. Bleich. Wortlos. Er läßt es über sich ergehen wie ich.

3. Juni

Schönes Wetter, heiß.

Mein Französisch – das ich im Alter von vierzehn Jahren gelernt habe – spielt mir immer wieder einen Streich in diesem Tessinerdorf, wo man gleichzeitig den Dialekt der Gegend, wo ich geboren bin, und die erste Sprache, die ich gelernt habe, spricht, jene, mit welcher ich vorhatte, Schriftstellerin zu werden.

Mit dieser Schwierigkeit werde ich fertig werden müssen, später, zu Hause. Korrigieren. Neu schreiben.

Diese Nacht habe ich geträumt, ich stehe an der schweizerisch-italienischen Grenze. Ich verhandelte mit den Zöllnern. Um auf die andere Seite zu gelangen, mußte bezahlt werden. Ich fand die geforderte Summe ungeheuerlich und blieb, wo ich war. Ich fuhr einen kleinen, roten Wagen, den mir ein Bekannter geliehen hatte. Ich war unterwegs, um Eva aus der Ferienkolonie abzuholen. Ich parkierte, trat in das Haus, wo sie untergebracht war, wir packten ihren Koffer. Unterdessen beschlagnahmte die Polizei den Wagen und ließ ihn pfänden.

Männer, die damit beschäftigt waren, andere Autos wegzubringen, sagten mir, es genüge, mit dem Schlüssel und der Nummer des Kontrollschildes hinzugehen, um den Wagen wieder zu bekommen. Und die Buße zu bezahlen, versteht sich. Die Bescherung war da, das Auto gehörte nicht mir, ich kannte also dessen Nummer nicht. Der Schlüssel befand sich bei Evas Sachen, und zu allem

Überdruß hatte ich kein Geld. Ich wühlte und wühlte, fand aber nichts und sah schon, wie ich meinem Bekannten erkläre, sein Wagen sei abhanden gekommen ... Die Sache wird zum Alptraum. Ich wache schweißgebadet auf, ich habe Kopfschmerzen.

Ich finde es zunächst positiv, den Zoll nicht bezahlt und die Grenze nicht überschritten zu haben. Ich habe es vorgezogen, in »meinem Land«, nicht im »Ausland« zu leben. Wobei zwischen Italien und der Schweiz ... Habe ich überhaupt noch »mein eigenes« Land? Ich habe »mein« Fleckchen auf einer Insel vor Helsinki. Ein anderes in einem Dorf in den algerischen Aurès-Bergen, von dem ich nicht einmal mehr den Namen weiß. Ich bin eines dieser Produkte der Migration der Hungrigen in Richtung Nahrung.

Später sehe ich den Traum als Flucht: Ich wage es nicht, in meine Kindheit, zu meinen Erinnerungen zurückzukehren. Ich finde den Schlüssel dazu nicht.

Auf jeden Fall handelt es sich um einen Traum über meine Tabus. Die Angst vor dem Reden macht sich wieder bemerkbar. Den ganzen Vormittag über war ich unfähig zu schreiben. Jetzt geht es nur krampfhaft und mühsam. Einer Interviewerin, die ihn fragte, weshalb viele Iren des XX. Jahrhunderts so gut schrieben, gab Beckett (ein Ire) zur Antwort:

– Der Priester und der Engländer wegen. Sie haben uns gezwungen, zu existieren. Wenn man im letzten, gottverdammten Dreckloch sitzt, bleibt einem schließlich nichts anderes übrig als zu singen.

Diese Idee bringt mich wieder zu Kräften. Es ist wahr, in dieser Gesellschaft erkenne ich mich nicht wieder. Bis jetzt mußte ich ihr mit Gewalt mein Überleben entreißen. Um uns zum Schweigen zu bringen, uns wenige unter den Verdammten dieser Erde, die per Zufall noch über eine Stimme verfügen, hat man uns in den Dreck gestoßen. Uns bleibt tatsächlich nichts anderes als zu singen.

Vielleicht bin ich wirklich am Sterben. Wenn dem so ist, dann deshalb, weil es in der Schweiz praktisch keine Präventivmedizin gibt (und anderswo ist es kaum besser), weil als Folge davon und unterstützt durch Vorurteile und »Scham«, viele Frauenärzte die Brüste der Frauen nicht oder nur sehr schlecht untersuchen. Ob sie es tun oder nicht, an ihren Honorarforderungen ändert das jedenfalls nichts. Keine Zeit verlieren also. Zu viele Frauen unter uns, unwissend, schüchtern, was unsern Körper anbetrifft, wiegen sich in Sicherheit.

Weshalb sollten wir den Schwindel nicht aufdecken? Weshalb nicht die Umstände deutlich machen?

Wut steigt auf. Und mit der Wut das Schreiben. Übrigens, ist die Angst einmal überwunden, beeilen sich die Wörter. Es ist wie ein Erbrechen.

1. März

Ich bin mit Erich im Bett. Nackt. Zum letztenmal zeige ich ihm meinen intakten Körper. Zum letztenmal erlebe ich die Unversehrtheit meines Körpers. Ich spüre es. Ich weiß es. Ich wünsche so sehr, daß das Heute nicht von den Problemen von morgen überschwemmt wird. Aber es klappt nicht. Der Kloß im Hals bleibt. Ich kann es nicht genießen, ich schaffe es nicht, mich darauf zu konzentrieren, diesen Körper meiner Kindheit, diesen unversehrten Körper, diesen erwachsenen Körper, diesen Frauenkörper, meinen Körper zum letztenmal zu bewohnen.

Etwas, das nicht rückgängig zu machen ist, erwartet mich im Morgengrauen. Ich bin überzeugt davon.

Allem haftet der Geruch des Zumletztenmals an, ich fühle mich mehr denn je verurteilt – Hinrichtung morgen bei Tagesanbruch.

Die Gewißheit des Unglücks ist derart, daß die leise Hoffnung, es sei doch alles nicht wahr, darin ersäuft. Ich weiß, wäre Erich nicht hier, ich würde auf diese hinterlistige Stimme hören, die mir einflüstert »besser doch gleich Schluß machen, mit einer Brust kann *man* nicht leben.«

Ich schlafe.

Bleihammerschlag des Schlafmittels. Doch um fünf bin ich schon wieder wach. Erich steht mit mir auf. Wir bestellen ein Taxi. Die Beine wollen mich nicht mehr tragen vor Angst, aber ich fühle mich weder krank noch müde. Das Taxi nehmen wir nur deshalb, weil weder Erich noch ich Lust haben, den Koffer zu schleppen.

Im Rosarot des Morgens wirkt die Klinik völlig ruhig und unpersönlich. Ich kenne niemanden. Niemand kennt mich. Man läßt mich ein Formular ausfüllen. Eine Minute. Die Minute eines Lebens, das in administrativen Formalitäten endet. Ich hinterlege tausend Franken (mein erspartes Feriengeld).

Anschließend läßt man mich ein Zimmer beziehen. Ich bin im Besitz eines Passepartout zum Jenseits.

Erich bleibt noch.

In den Allgemein-Krankenhäusern versichert man euch, es sei nicht möglich, daß jemand in der Stunde der Angst bei euch bleibe. Das hier ist eine Privatklinik. Man bezahlt. Und es ist möglich.

Man wiegt mich.

Man mißt mich.

Man entnimmt mir Blut.

Die Minuten verstreichen.

Man zieht mir ein weißes Hemd über.

Ich liege zitternd im Bett.

Erich ist immer noch bleich und sitzt bewegungslos auf seinem Stuhl.

Die Krankenschwester beugt sich über mich:

– Wie geht es, Madame?

– Ich habe Angst . . .

– Aber nicht doch, keine Sorge, es wird schon gut werden, nicht wahr.

Was soll sie denn anderes sagen? Und ich?

Zwei Hilfskräfte machen das Bett neben mir, in dem eine Frau liegt, die ich kaum zur Kenntnis nehme. Sie reden über Gott. Soll man an ihn glauben oder nicht?

Ich glaube daran, daß da irgend etwas ist, sagt die eine.

– Ich bin nicht so sicher, sagt die andere.

– Beten hat mir in schwierigen Augenblicken noch immer geholfen.

Wenn sich mein Problem darauf reduzieren ließe. So stünde mir wenigstens die Krücke der Resignation zur Verfügung. Doch nichts in mir ist zur Resignation bereit. Ich zittere vor Aufruhr und Verweigerung.

Die Krankenschwester kommt mit einer ersten Beruhigungsspritze. Sie bittet Erich zu gehen, man wird mich in den Operationssaal bringen.

Er läßt meine Hand los.

– Ich habe Angst . . .

Das einzige Wort, das ich finde, um das Kochen in meinem Innern zu beschreiben.

– Ich habe keine Angst. Du wirst schon sehen.

Er geht zur Tür.

Ich sehe ihm nach.

Ich liebe ihn.

Und er, wird er mich halb verstümmelt noch lieben? Ohne Identität?

Eben habe ich akzeptiert, daß es gut ist, eine Frau zu sein. Weshalb reißt man mir das jetzt schon wieder weg? An der Tür dreht er sich um, schaut mich an, lächelt.

Ich versuche, ihn mit den Augen in mir festzuhalten. Mein Geliebter.

Er wird mich verlassen. Ich werde allein sein.

Hilfe.

Er ist draußen.

Die Schwester gibt mir eine zweite Spritze. Es bleibt mir nicht mehr viel Zeit, ich weiß.

Man bringt mein Bett aus dem Zimmer und mich damit. Die Schwester hält mir bis zum Lift die Hand. Als sie sie losläßt, bäume ich mich auf:

— Nein, ich habe Angst . . .

— Ich bleibe, Madame, ich werde mich dann um Sie kümmern. Ich gehe nicht weg, ich verspreche es Ihnen.

Ein wenig wundere ich mich darüber, wie eine Unbekannte solches Verständnis zeigen kann.

Der Lift.

Man schiebt mich in einen grünen Raum. Eine Frau in Grün, maskiert, mit sehr blauen Augen, sagt mir guten Tag und stellt sich vor.

— Ich bin die Anästhesistin.

Sie sagt, man warte auf den Chirurgen. Eben hat er mich noch im Zimmer besucht, hat noch einmal alles abgetastet. Sein Gesicht war verschlossen. Sich an Erich wendend, hat er erklärt:

— Gut. Eine angenehme Überraschung liegt durchaus drin, du wirst schon sehen.

Ich glaube nicht daran. Er sagt es nur, um mir Mut zu machen, er selber glaubt kaum, was er sagt.

Im günstigsten Falle weiß er es nicht. Gestern abend hat er übrigens gesagt:

— Es hat keinen Zweck, weiter zu diskutieren, solange das Resultat der Biopsie nicht vorliegt.

Im grünen Raum wechseln die Anästhesistin und ich ein paar Worte. Auch sie hält mir die Hand.

— Ich habe Angst . . . Es ist hart für eine Frau . . .

— Ja, es ist hart. Es ist schrecklich. Ich verstehe Sie.

Noch einmal vages Erstaunen . . . Das Gefühl, nicht völlig allein zu sein.

Man bringt mich in den Operationssaal.

Man legt mich auf den Tisch. Man bindet mich fest.

Der Chirurg eilt herbei und heftet die Röntgenbilder meiner beiden Brüste an eine Leuchtwand gerade über meinen Augen. Ich weiß nicht, welches die rechte ist, aber ich sage ihr jetzt Lebewohl.

Der Chirurg tritt an den Operationstisch. Er sagt mir etwas Aufmunterndes, was, weiß ich nicht mehr.

Die Anästhesistin:

– Sie werden jetzt die Spritze spüren und dann schlafen.

Ich spüre die Spritze.

4. Juni

Nachdem ich diese achtundvierzig Stunden noch einmal erlebt habe, tut mir mein ganzer Körper weh.

Ich habe Durchfall.

Diese »Angst«, diese Verweigerung, das alles kommt mir heute fast bedeutungslos vor. Heute denke ich kaum mehr an die Brust.

Ich denke ans Überleben.

Verzichtet habe ich nicht auf sie. Das kommt nicht in Frage. Doch falls ich überleben sollte, ist sie tatsächlich nicht mehr als ein »technisches Problem«.

Heute sage ich mir, daß ich wieder einen Tag gewonnen habe.

Diese Nacht träumte ich vom Filmfestival von Paris. Ein Traum-Paris, das in Wirklichkeit Mailand war. Auf dem Platz vor dem Dom begegne ich Georges, ich bin sehr glücklich. Wir beginnen ein Gespräch, doch im Augenblick, als es interessant wird, taucht eine alte Frau auf, von der ich weiß, daß sie Marie Masson heißt. Grob trennt sie uns und sagt zu Georges:

– Ja, Sie sind zum Festival zugelassen. Gehen Sie also die Filme ansehen. Ich bleibe bei ihnen.

Mit »ihnen« sind Eva und ich gemeint.

Als ich mit der alten Dame und dem Kind allein bin, erkläre ich ihnen, wir würden nun den unterirdischen Bazar meiner Kindheit besuchen.

Wir steigen in den Untergrund des Platzes hinab.

Im Bazar gibt es Kleider, Essenzen und für solche Orte typischen Kleinkram. Wir sehen uns um.

Vor einem Stand, wo man indianische Schmuckstücke verkauft, bleibe ich wie angewurzelt stehen: Vor mir liegt ein prächtiges Collier aus mehrfarbigen, für diese Art von Schmuck typischen Steinen.

Ich frage nach dem Preis.

Zehntausend Franken.

Ich finde dies eine Zumutung, sage es Eva und gehe mit ihr weg.

Doch ich spüre den Zwang, die Notwendigkeit, dieses Schmuckstück zu besitzen. Ich kehre zurück. Ich versuche, den Preis herunterzudrücken.

Nichts zu machen.

Wir gehen wieder. Zu Eva sage ich:

– Man sieht, daß es absolut rein und echt ist. Aber ich weigere mich, einen solchen Preis dafür zu bezahlen.

– Aber ich weiß nicht, Maman, sagt sie, wenn dieses Halsband lebenswichtig ist für dich, spielt der Preis doch gar keine Rolle. Diese Bemerkung bringt mich derart durcheinander, daß ich aufwache.

Der Arm schmerzt heute. Mein Körper verweigert das Schreiben.

Ich denke an die Demarkationslinie zwischen Israel und dem Libanon, ich habe es am Fernsehen gesehen. Ich denke an diese palästinensischen Kinder ohne Zukunft. Ein Geschoß und sie sind nicht mehr da. Ist mein Leben mehr wert als ihres?

– Statistisch gesehen überhaupt nicht, sagt Erich, aber subjektiv gesehen, ist jeder von uns ein ganzes Universum. Und dir ist an deinem Universum gelegen. Deines ist genau gleich viel wert wie ihres, aber es ist eben *deines*, du kennst es, kennst dich.

Ich denke an die Arbeiter am Gotthard, denen man für ihre Arbeit am Tunnelgewölbe dreißig oder vierzig Prozent mehr bezahlt als andern. Man bezahlt sie deshalb besser, weil die Arbeit für die Leute bald einmal tödlich ist. Die Unternehmer wissen es.

Ich denke an die Arbeiter in den Asbestfabriken, die nach zwanzig Jahren an Lungenkrebs erkranken. Diejenigen, die sie ausbeuten, sind durchaus auf dem laufenden.

Ich denke an die Oppositionellen in Argentinien – es ist schwierig, in diesen Tagen der Fußball-Weltmeisterschaft auf allen Fernsehschirmen nicht daran zu denken: Sie findet in einem Land statt, wo die Leute zu Tausenden in den Gefängnissen verschwinden. Diejenigen, welche die Diktatoren finanzieren, wissen es so gut wie ich.

Ich denke an meine Krankenkasse. Ich habe angefragt, weshalb sie nur so wenig bezahle, wo mir doch der Chirurg, weil er mich an JENEM TAG in der Klinik operierte, wenigstens vorläufig das Leben gerettet hat. Man hat geantwortet, sie »verstehen meine Angst und meine Eile« – doch ich bin nur minimal versichert, die Kasse kann mir »aus Sorge um die Gleichbehandlung aller Versicherten nicht mehr bezahlen«. Das ist »normal«, so lange jedenfalls, als »jedem nach seinen finanziellen Mitteln« und nicht »jedem nach seinen Bedürfnissen« die Regel ist.

Daß mir der Chirurg das Leben gerettet hat, zählt nicht für diese Vereinigung »der gegenseitigen Hilfe« (Perversion der Sprache). Was sie anbetrifft, mache ich mir keine Illusionen, mein Tod wäre ein »besseres Geschäft« gewesen für sie.

Und plötzlich löst sich etwas in mir.

Ich verstehe.

Das »Recht auf Leben«, wofür die Partisanen des Embryo unentwegt kämpfen, hat gegenüber dem Profit *keine* Gültigkeit. Im Namen einer absonderlichen Moral verpflichtet man die Frauen, fleißig Kinder zu machen – doch in Wirklichkeit geschieht es deshalb, weil man diese Gesellschaft nur auf einem Leichenhaufen »aufrecht«erhalten kann. Um zu sterben, muß man geboren werden.

Das Recht zu überleben, das muß erobert werden. Ich

bin mein eigener palästinensischer Widerstand, meine eigene Befreiungsfront. Ich muß kämpfen.

Ich bezahle.

Wunden, Verstümmelungen.

Schmerzen und Pein.

Aber ich habe recht, die Zahlung zu verweigern. Ich habe recht, das unmenschliche Gesetz der Wiedervergeltung (»Zahn um Zahn«) zurückzuweisen.

Ich, die eine andere Gesellschaft will, wo das Glück strömt wie die Fluten des Amor-Flusses bei Hochwasser, ich muß kämpfen für das Überlebensrecht der Hoffnung – für mich, aber wahrscheinlich auch für das »Kollektiv«.

– Verrückt ist das mit diesen Leuten, kommentiert Erich, um auch ja immer Profit zu machen, sind sie zu jedem Völkermord bereit. Ein Leben lang rennen sie herum . . . Gut, sie haben schöne Kleider, hübsche Wagen und große Häuser – aber schließlich sterben sie wie alle andern auch. Und was hat es ihnen gebracht, zu töten und zu plündern? Nichts. Die meisten waren nicht einmal glücklich dabei.

5. Juni

Zur Welt gekommen bin ich in Paris, mein erstes Schuljahr habe ich in Mailand verbracht. Aber geboren wurde ich in Vaprio d'Adda, einem Dorf in der Gegend von Mailand, wo ich die drei oder vier Jahre vor dem Tod meines Vaters gelebt habe. Wir waren dorthin geflüchtet aus Angst vor den anglo-amerikanischen Bombardierungen, die die »faschistischen« Industriestädte zerschlugen und aus Unachtsamkeit unter den Trümmern Arbeiter, Frauen und Kinder begruben, die bei dieser Gelegenheit den Namen »strategische Ziele« erhielten.

Zwar waren wir voller Verachtung für die »Bauern«, aber Unterschlupf suchten wir trotzdem bei ihnen. Die

Damen »aus der Stadt« trafen sich im einen oder andern Salon und rupften sich mit Eleganz beim Poker. Man trank Tee und arrondierte auf Kosten der Nachbarin seine Barschaft.

Wir Kinder wurden von den Dienstmädchen beaufsichtigt. Unsere Väter machten jeden Tag den langen Weg zur Arbeit in die Stadt, und außer sonntags sahen wir sie kaum (meiner war dann meistens so müde, daß er den halben Tag im Bett verbrachte). Auf diese Weise waren wir natürlich viel mehr auf uns selber gestellt, als dies in einer Stadtwohnung der Fall gewesen wäre.

Diese Umgebung war es, die mein Gefühlsleben hervorgebracht hat, es erstrahlte in so vielen Blüten, daß ein paar davon bis ins Jahrzehnt nach 1945 überlebt haben, einer Zeit, die eigentlich alles enthielt, um mich ein für allemal verdorren zu lassen.

In Vaprio d'Adda bin ich mich selber geworden. In dieser Umgebung begann ich mich zu weigern, mich von den Bedingungen des »zweiten Geschlechts« bestimmen zu lassen; dort habe ich im Laufe einer Auseinandersetzung, das Geschrei drang durch alle Türen, einen Mann zu seiner Frau sagen hören: »Ich bin es, der hier bezahlt, also befehle ich auch.«

Und in dieser Umgebung habe ich beschlossen, einen Beruf zu ergreifen, zu arbeiten, damit niemand mir je etwas derart Erniedrigendes würde sagen können. In dieser Umgebung war es auch, wo sich meine Freude am Lesen in Leidenschaft verwandelt hat. In dieser Umgebung war es, wo sich für mich Poesie und Politik vermengt haben, wo ich beschlossen habe, zu schreiben und mich »auf die Seite der Unterdrückten« zu stellen.

Vaprio d'Adda ist der Ort, wo ich herausgefunden habe, daß für alles bezahlt werden muß, selbst für das Recht zu »befehlen«.

Wir haben beschlossen, morgen nach Vaprio d'Adda zu fahren, etwa 100 Kilometer von hier.

Ich habe nicht mehr Durchfall, ich habe Koliken. Der Tod bedroht mich aus nächster Nähe.

Welches Verbot übertrete ich, indem ich diese Reise unternehme?

Ich habe ein Lied meines Bruders Roger im Kopf:

> . . . Zurück, ihr schwarzen Wolken,
> geht zurück
> Ich singe nicht dem Tod . . .

Nein, aber singen tu ich.

Und im selben Vaprio d'Adda haben uns »die Priester und die Engländer«, die Dienstmägde und die Eltern haben alle uns, »die Kleinen«, zum Schweigen programmiert.

Erst als wir im letzten, gottverdammten Dreckloch saßen, konnten wir uns zum Singen entschließen. Weder Roger noch ich waren Rimbauds oder Büchners.

Erst im Alter von dreißig Jahren haben wir schüchtern unsern ersten »Gesang« hervorgebracht. Mit vierzig müssen wir unsern ganzen Mut zusammennehmen, um zu erklären:

> . . .Platz dem Leben.
> Wir haben nichts mehr zu verlieren
> Schon haben wir gelernt,
> Scheiße zu sagen . . .
>
> (Roger)

Seit den acht Tagen im Tessin befreien sich Erinnerungen aus ihrem eigenen Grab: Von den Wolken ablesen, wann und wo der Regen fallen wird, den giftigen Schlangen ausweichen können . . . alle diese Dinge, von denen ich nicht einmal mehr wußte, daß sie mir einmal vertraut gewesen waren, nehmen wie von selbst wieder ihren Platz ein.

In diesem Dialekt, den man uns zu lernen verboten hatte, weil er »vulgär« sei, verstehe ich jedes Wort.

Während der Jahre des Elends habe ich aus Vaprio d'Adda das Paradies meiner Kindheit gemacht. Ein Paradies in weiter Ferne und für immer unzugänglich. Vielleicht aber ist dieses Dorf, wo wir Zeit genug hatten, uns in den Feldern, in den Dachböden voller Bücher und in den Bibliotheken der Villen zu tummeln, kaum anders als andere: ein Dorf mit seinen Priestern, seinen Engländern, seinen Freunden und seinen Fremden.

Ich fürchte mich, diesem Ort, den ich ebenso idealisiert habe wie Vater und Mutter, entgegenzutreten. Ich fürchte mich vor der Erkenntnis, mich an Trugbilder geklammert zu haben.

Ich fürchte mich ausgerechnet davor, das anzurühren, was ich seit Monaten verkünde: meine eigene Befreiungsfront, mich selbst also, außerhalb jeglichen Paradieses. Vaprio ist einer der Orte, wo ich »meine Ecke für mich« habe. Aber kein besonderer Ort.

2. März

Es kann nicht anders sein, sie haben mir diese Brust abgenommen, andernfalls wäre nicht schon Mittag vorbei.

Ich habe Krebs.

Ich habe keine Brüste mehr.

Wozu die Anstrengung... ich tauche wieder... man zwingt mich, aufzuwachen... Madame... Blutdruck... nichts denken... die Röntgenbilder auf der Leuchtwand... ich bin in der Scheiße... tauchen... warum ich... Erich... Schmerzen...

– Hast du in letzter Zeit Beruhigungsmittel genommen?

– ... nein...

Machen Sie ihr eine Spritze. Sie braucht nicht mehr als unbedingt notwendig zu leiden.

Spritze.

Tauchen.

Schmerzen.

Zäpfchen.

Blutdruck.

Die Mauer der Einsamkeit. Schnell, schnell wieder tauchen . . .

Ich befinde mich im Zimmer.

Tauchen.

– Wie viele Spritzen hat sie bekommen?

Es ist die Stimme des Chirurgen.

Eine Riesenanstrengung.

Ich öffne die Augen.

Ich sehe ihn unscharf, aber er ist es.

– Hast du . . . hast du sie wirklich abgenommen . . . die Brust . . .

– Meine liebe Kleine, es handelte sich hier nicht mehr um eine Frage der Ästhetik. Dein Leben lag in unseren Händen.

– Hat es lange gedauert . . .

– Ja . . . wir zögerten zunächst . . . die Biopsie der Brust war negativ. Die Achselhöhle jedoch, die war positiv. Ich bin für die Resektion eingetreten, und ich tat gut daran. Die Sache hatte schon so weit um sich gegriffen, daß ich an die Grenzen dessen stieß, was ich überhaupt operieren konnte.

Ich werde in diesem Augenblick nur halbwegs klug aus dem, was er sagt.

Ich habe es eilig, wieder einzuschlafen.

Und dann Madeleine.

Und dann die Nacht.

Die Beruhigungsmittel bringen den Schlaf blockweise. Mir ist, nur für eine Minute die Augen zuzumachen, und schon kommt die Nachtschwester wieder wegen dem Blutdruck. Eine Stunde ist um.

Ich mag es, wenn sie da ist.

Diese Einsamkeit . . .

Diese Qual . . .
Erich . . . ?
Freunde? Freundinnen? Seid ihr noch da? Jemandem zur Seite, die nicht mehr ganz sich selber ist?

Erleichtert tauche ich für die nächste Stunde. Ich ziehe es vor, nicht allzu viele Fragen zu stellen.

8. Juni

Zurück aus Vaprio (das Dorf selber hat sich nicht verändert, seine Umgebung jedoch, dort, wo damals Weizen, Hafer, Mais und Mohnblumen wogten, hat sich Industrie breitgemacht). Ich »sehe« jetzt, was ich vorausgeahnt hatte.

Ich habe mich von meinem Ursprung getrennt. Ich gehe durch diese Landschaft, die ich, gewissermaßen mit geschlossenen Augen, tastend wiedererkenne.

Ich trage meine Narben mit mir herum und erinnere mich dauernd an fiebrige und begeisternde Träume, die ich einmal hier, einmal dort durchlebt habe. Meine Empfindung ist dem sehr ähnlich, was ich frühmorgens, am Tag nach der Operation, fühlte. Ich sage mir: »Aha, DAS war es also, die in meiner Zukunft verborgene Antwort. So einfach war das.«

3. März

Es muß vier oder fünf Uhr morgens sein. Die Schwester hat mit den Blutdruckmessungen aufgehört. Sie sagte, ich solle sie rufen, falls ich nicht schlafen könne.

Ich kann tatsächlich nicht schlafen.

Aber ich brauche einen Augenblick zum Nachdenken. Ich bin von Flaschen umgeben: Transfusion und Perfusion blockieren meinen linken Arm. Rechts die Röhrchen der Wundentsorgung.

Das war also die Antwort ... Im Grunde ist es ganz einfach. Mein Körper drückt vor einem Angst-Hintergrund eine Art ruhiger Gewißheit aus.

Sie werden mir eine neue Brust machen, in sechs Wochen, sechs Monaten, sechs Jahren. Aber nie mehr werde ich sein wie zuvor.

Ich bin nicht diejenige, der so etwas nicht passiert. Diejenige, die immer Glück hat. Die Weltmeisterin des Überlebens. Diejenige, die den Tod in poetischen Bildern darstellte.

> *Der Tod hat seine Ärmel zugeknöpft*
> *Und seine Kapuze übergezogen*
> *Er ist über die Absperrung gesprungen*
> *Schatten haben sich in sein Gesicht gegraben*
> *Und in seinen Händen*
> *Trägt er das Zeichen*
> *Seiner Grausamkeit*
> *Seine leeren Augen fixieren mich*
> *Sein klaffender Mund*
> *Lädt mich zum Sprechen ein*
> *Also*
> *Wenn er sich schon bewaffnen läßt*
> *Ersuche ich ihn*
> *Dein Gesicht auszutilgen*
> *Das ich liebe*
> *So, wie man den Horizont abschafft*
> *Soll er sie davontragen*
> *Unsere Morgen und unsere Wiesen*
> *Unsere Seufzer*
> *Mein Klagen*
> *Damit ich endlich frei bin*
> *Dem Frühling zu lachen*
> *Dem Zittern der Blütenhaare*
> *der Seerosen auf dem Teich*
> *zu lauschen*

Lauter Belanglosigkeiten sind das. Inhaltslose Bilder, von einem Mädchen geschrieben, das vom Tod nur über den Umweg über andere Menschen betroffen ist. Das an seine Unsterblichkeit glaubt.

Alle die kleinen, geheimen Ängste, die Sorgen um den morgigen Tag, die Unruhe der kleinen Sünden wegen – all dies ist weggewischt. Denn heute geht es um die Wirklichkeit. Und in dieser Wirklichkeit kann ich nicht einfach den Tod zu einem andern schicken. Er ist da, sitzt rittlings auf meinem Bett. Für einmal ist er *möglich*. Er schaut mich an, mich ganz persönlich. Ich kann ihn nicht auf später verschieben. Mein Körper ist da, jetzt, genau in diesem Augenblick, mit der amputierten Brust.

Schluß mit den Träumen.

Diesmal heißt es, dem Augenblick Gegenwart die Stirn zu bieten, auch wenn mir die Sonne in die Augen scheint. Was immer ich jetzt auch träumen mag, etwas Endgültiges hat mir klargemacht, womit ich mein Leben lang Schwierigkeiten hatte: die Tatsache, daß die Zeit unwiederbringlich vorübergeht.

Jetzt gilt es, mein Jetzt zu leben.

Das ist so ungewöhnlich . . . fast eine Katastrophe. Ich habe mir immer mit der Phantasie zu helfen gewußt.

Nun, »mein liebes Kleines«, diesmal sitzt du fest – gefesselt – im Augenblick der Gegenwart: Diese Brust haben wir also »reseziert« (ein neues Wort, das in meinem Halbbewußtsein von gestern herumgeschwommen ist). Sie ist weg, und du hast, statistisch gesehen, eine Aussicht von dreißig zu hundert, daß der Krebs wiederkommt.

Schöne Leintücher.

Die lyrischen Zeiten sind vorbei.

Draußen singt ein Vogel. Leise und zaghaft im Weiß des Tagesanbruchs. Daß es so etwas noch gibt? Die Dämmerung, der Morgen, die Vögel . . . Angesichts der an mir angerichteten Verheerung kann es nur Wüste geben, gezwungenermaßen.

Ein zweiter Vogel im Morgengrauen. Ein dritter.

Die Tür geht auf, man reicht uns die Thermometer.

Siebenunddreißig zwei.

Die Tür geht auf, der Rolladen wird hochgezogen, und ich sehe einen Baum.

Die Tür geht auf, und eine in Braun gekleidete Frau stellt ein Tablett vor mich hin.

Es riecht nach Kaffee.

– Was? Was ist das?

Sie lacht.

– Ihr Frühstück, Madame.

Das gibt es doch gar nicht. Ich werde nie mehr essen, nie mehr lachen, nie mehr . . .

– Für mich?

Ich mache wohl einen so verblüfften Eindruck, daß sie schon wieder lacht.

Neben dem Kaffee ein frisches Hörnchen, Butter.

Nein, das ist nicht möglich, das ist nicht wahr. Das wäre unerträglich.

Die Tür geht auf, und die Schwester sieht meinen starren Blick, meine Bewegungslosigkeit.

– Sie müssen essen, Madame. Das braucht es, um gesund zu werden.

Gesund werden! Eine amputierte Brust heilen! Sie weiß ja gar nicht, was sie sagt. Um dem ein Ende zu machen, gieße ich Kaffee ein, streiche Butter auf das Hörnchen. Und ich führe all das zum Mund.

Der Geschmack hat sich nicht verändert. Dieser heiße Frühstückskaffee schmeckt genausogut wie jener von vorgestern.

Nachher wird alles wieder wirr.

Man wäscht mich.

Das Bett wird gemacht.

Infusion und Perfusion werden abgehängt.

Man läßt mich aufstehen.

Man hilft mir auf dem Weg zur Toilette. Ich gehe.

Wie gestern.
Ein wenig betäubt, doch die Beine tragen mich.
Ich atme.
Wie gestern.
Das Unglaubliche überwältigt mich.
Ich greife zum Telefon.
Vertrauter Ton.
Ich rufe meine Freundin Annik an.
Ich erkenne ihre Stimme. Und sie die meinige.

— Mensch, wenn du wüßtest, in welchem Zustand wir hier sind! Wir haben uns sehr Sorgen gemacht . . . Erich wollte gleich aufbrechen, um dich zu besuchen . . .
— Erich???
— Ja, natürlich, er ist da . . .
— Da???
— Warte, ich gebe ihn dir, das ist das einfachste.

Ich höre seine Stimme und kann es nicht fassen.

— Bist du . . . bist du nicht nach Zürich zurückgefahren? Arbeitest du nicht?
— Doch, ich arbeite schon. Aber als ich gestern hätte fahren sollen, warst du immer noch im Operationssaal. Es wurde ein Uhr nachmittags. Ich habe im Büro angerufen und gesagt, sie könnten mich meinetwegen vor die Türe stellen. Solange ich dich nicht gesehen hätte, würde ich nicht abreisen. Gestern abend sagte man mir, es habe keinen Sinn, du seist K.O. Also wartete ich bis heute.
— Werde ich dich SEHEN?
— Ja, natürlich, ich bin schon unterwegs.

Panik ergreift mich. Wieso muß so etwas ausgerechnet mir geschehen? Wenn er mich erst gesehen hat, wird er mich nicht mehr lieben. Ich muß ihn verlassen, das ist die Lösung. Ich kann ihm doch nicht eine Frau ohne Brüste zumuten.

Alles ist dunkel, und auf der eingeschlagenen Abkürzung habe ich mich verirrt.

Irgendwo in diesem Zeit-Raum taucht der Chirurg

auf. Er wiederholt, es habe nichts zu zögern gegeben, es sei höchste Zeit gewesen.

– Ich habe alles ausräumen können, aber es war haarscharf an der Grenze. Was bin ich froh, daß ich gestern operiert und nicht bis morgen gewartet habe.

Er sagt, man müsse auf die Resultate der Untersuchungen warten. Er hat im ganzen Operationsfeld rund fünfzehn Biopsien gemacht, der Tumor wird untersucht.

– Wenn die Resultate vorliegen, werden wir sehen, was wir tun. Auf jeden Fall habe ich mich mit einem Krebs-Spezialisten in Verbindung gesetzt, dem besten, den ich kenne. In einem Fall wie diesem bin ich auf Hilfe angewiesen.

Glücklicherweise sind wir beide stürmische Naturen, sage ich mir. Weigern wir uns, mit verschränkten Armen einfach zuzuschauen. Wir gehören zu jenen, die die Auffassung vertreten, die Geschichte werde von unseren eigenen Händen geschmiedet. Bestimmt ist es kein Zufall, daß wir uns damals, vor zwanzig Jahren, als politisch Engagierte begegnet sind, als die Studenten noch kaum aus ihrer Rolle ausgebrochen und das Wort »Infragestellen« an den Universitäten noch unbekannt war.

Wir hatten keine Zeit, zu warten – die Dinge mußten mit unserer Hilfe hier und jetzt getan werden. Diese Ungeduld, die die »Infragesteller« antreibt, hat mir heute wahrscheinlich das Leben gerettet.

Ist mein Leben denn gerettet?

Ich habe die Tränen zuvorderst, während ich auf Erich warte.

Als er durch die Tür tritt, habe ich zunächst ein Gefühl der Bestürzung.

Er existiert.

Er öffnet diese Türe, durch die bis jetzt Schwestern und Ärzte gegangen sind. Er berührt mich, es ist die gleiche Hand. Aber ich, ich bin nicht mehr die, die ich gestern war.

Wir sind zu aufgewühlt, um wirklich sprechen zu können.

— Eine Frau mit nur einer Brust, das will ich dir nicht antun, sage ich.

Und schwach und ängstlich schlage ich ihm vor, uns zu trennen.

Er wischt diese Idee mit einer Handbewegung weg.

— Hör zu, was es bedeutet, mit einer Frau zu leben, die nur noch eine Brust hat, weiß ich nicht. Ich kann es nicht wissen, solange wir es nicht ausprobiert haben. Ich wiederhole damit nur, was ich bereits gesagt habe. Wenn man jemanden liebt, dann nicht einer oder zweier Brüste wegen . . .

Ich weiß nicht, wie ich, ohne schäbig zu wirken, mein Gefühl ausdrücken soll, daß seine großzügige Erklärung in dieser Gesellschaft, die Äußerlichkeiten so viel Gewicht beimißt, *Theorie* bleiben muß.

Wir wechseln nur noch wenige Worte. Die Klinik ist Herzensergüssen nicht zuträglich.

Er geht.

Ich nehme eine Mahlzeit zu mir.

Die Nacht bricht herein.

Und dann noch eine.

Zürich, 12. Juni

Manchmal denke ich fast mit Wehmut an die Tage in der Klinik zurück. Ich war von Freunden umgeben, ich wußte noch nicht, was aus mir werden würde (die Resultate der Untersuchungen ließen auf sich warten). Trotz der Wundröhrchen, trotz der Müdigkeit, trotz der Ungewißheit darüber, was »ein Leben mit nur einer Brust« bedeuten würde, fühlte ich mich weniger bedroht als jetzt.

Heute weiß ich zwar, daß eine Brust ersetzt werden kann, es genügt, das Problem Krebs gelöst zu haben. Und darin liegt mein Elend: Ich befinde mich mitten in einem Leben, das »vielleicht Krebs« bedeutet, und ich kann mich nicht damit abfinden.

Seit der Operation habe ich im Ausnahmezustand gelebt: die Tage im Spital, die zwei Wochen bei meinen Nachbarn, die Zeit der Bestrahlungen . . .

Jetzt heißt es, mich auf neuem Boden einzurichten; zweifellos ist dieser genauso mit Fallen überstellt wie der zuvor. Nur sind mir jetzt die Gefahren bewußt. Ich hatte mich zuvor nie als eine Person an der Schwelle des Todes erlebt. Selbst in schwierigen Augenblicken nicht (Verkehrsunfall, Niederkunft).

Es stimmt, die Geburt hat eine Wunde zurückgelassen, die nichts mit dem Kaiserschnitt zu tun hat: Schon die Vorstellung, schwanger zu werden (noch einmal ein Kind zu verlieren) terrorisierte mich seither. Diese Wunde könnte möglicherweise sogar Ursache meines gegenwärtigen Leidens sein, da ja, wie man mir sagt, mein Ex-Tumor »hormonabhängig« war, und weil vielleicht eine Dosis zuviel an schwangerschaftsverhütenden Hormonen zu diesem Tumor geführt hat.

Alles in allem aber ist die Niederkunft im Vergleich nur ein Fältchen in meinem Leben.

5. März

Das war also die Antwort. Darauf hat sich mein ganzes Wesen ausgerichtet. Ich habe so lange mit dem Tod geflirtet, bis er mich schließlich umfangen hat.

Als ich in dieser dritten Morgendämmerung ohne Brust die Augen öffne, spüre ich keinen Schmerz mehr. Mein Körper ist abwesend. Aber ich bin mir bewußt, daß ein anderes Leben beginnt. Es könnte von kurzer Dauer sein, auch das weiß ich (wenn auch nur andeutungsweise). In jedem Fall von anderer Art.

Noch steht der Sensenmann auf der Türschwelle.

Keine Alibis mehr jetzt. Jede Minute muß in ihrer Unmittelbarkeit gelebt werden. Die Fehlschläge sind nicht mehr belanglos, sie sind nicht mehr wiedergutzumachen.

Den ganzen Tag über unterhalte ich mich mit meiner Bettnachbarin: Sie hatte befürchtet, ein Bein müsse amputiert werden – und dann hat ihr der Chirurg »einfach« eine Vene wieder durchgängig gemacht. Sie versteht, was ich fühle. Ebenso die Schwester, die Freunde, die anrufen, mich besuchen, mir schreiben. Da bin ich, mit offenen Augen und Ohren, und stelle fest – ich bin nicht allein. Sie kommen mir unwirklich vor, alle diese Leute. Aber sie existieren. So einfach ist das. Unwirklich kommen sie mir deshalb vor, weil ich immer mit der Angst vor der Einsamkeit gelebt habe und weil mich – der Beweis dafür liegt jetzt vor – diese Angst selbst von jenen Leuten getrennt hat, die nichts anderes wollten, als mir nahe zu sein. Intensive Beziehungen habe ich bei Leuten gesucht, die gar nicht dazu fähig waren, wobei mir eine klare Sicht der Dinge abhanden gekommen ist: Die Wärme jener, die mich liebten, habe ich nicht wahrgenommen.

Eine Idee taucht auf, sie erscheint mir indessen so absurd, daß ich sie wieder verwerfe, aber sie bleibt hartnäckig. Es ist, als habe ich mir diesen Krebs fabriziert, um mir zu beweisen, daß ich lebe, daß ich existiere, um mir meine Identität abzustecken. Auf einmal höre ich auf, an mir zu zweifeln. Ich bin, die ich bin. Ich. Die verbleibenden Zweifel betreffen nur meine Zukunft. Werde ich leben? Werden sie die Brust-Rekonstruktion wirklich machen? Werden Erich und ich noch glücklich sein können zusammen?

Zeitweise überwältigen mich diese Zweifel, und meine neu gewonnene Sicherheit verflüchtigt sich wieder. Ich weine. Panik erfaßt mich. Ich spreche es aus. Für meine Nachbarin, für die Schwester, für die Freunde, die gekommen sind. Schweigen werde ich nicht mehr.

Von Zeit zu Zeit mache ich mir an dem schwarzen Heft zu schaffen, in welches ich vor kurzem ›Passage des Panoramas‹ geschrieben habe. Ich wage es nicht, es zu öffnen. Wie war ich, gestern? Muß ich mich noch damit beschäftigen? Gleichzeitig scheint es mir unerläßlich, diesen Text fertigzuschreiben: Das gehört zur Anti-Krebs-Behandlung. Im Schatten eines Schlafmittels schlafe ich ein und finde mich bei einem Picknick wieder. Wir sind in einem weißen Renault gekommen, der Wagen steht da, mit offenen Türen, mitten auf dem Feldweg. Oben am Tisch Roland. Rechts von ihm Annik. Auf der Seite zur Wiese Antoinette und dann ich, soweit als irgend möglich auf Distanz zu Roland.

Der Himmel ist von dunkelgrauen Wolken verhangen, das Gewitter wird nicht auf sich warten lassen. Man kommt darauf zu sprechen. Die Anwesenheit Rolands ist mir unbehaglich. Ich will nichts mehr mit ihm zu tun haben, und mir liegt daran, daß er es weiß. Ich kehre ihm den Rücken zu und weigere mich verbissen, mit ihm zu reden. Der Ausbruch des Gewitters ist jeden Augenblick zu erwarten: Wir sehen es daran, daß eine der Wolken im Begriffe ist, die andern unten herum zu überholen und die Form eines umgekehrten Atompilzes anzunehmen.

Wir breiten unsere Eßwaren aus, beginnen zu essen.

Plötzlich stelle ich mit Erschrecken fest, daß sich Annik von Roland umwerben läßt: Er legt einen Arm um ihre Schultern und zieht sie an sich. Ich versuche, meiner Freundin ein Zeichen zu geben, sie auf meine Alarmstimmung aufmerksam zu machen. Sie bemerkt es nicht. Als Roland aufsteht, um im Auto etwas zu holen, benütze ich die Gelegenheit und flüstere ihr zu:

– Paß auf, dieser Mann ist gefährlich, er ist schön, aber er ist ein Krebs.

Das scheint Annik nicht sonderlich zu beeindrucken.

Ich beschließe, nur noch »wegen Antoinette« dazusein

und mich um nichts mehr sonst zu kümmern. Aber unbehaglich fühle ich mich trotzdem.

Plötzlich dröhnt ein Donnerschlag. Der Himmel spaltet sich und öffnet buchstäblich seine Schenkel. Durch die Spalte seiner Vagina kann man hinter dem Grau intensives Himmelsblau sehen. Eine Wolke setzt sich vor die Öffnung. Sie ist ganz weiß und hat die Form einer sehr schönen Spitzenarbeit. Ich schaue auf die beiden andern. Sie sind derart von ihrer Beziehung in Anspruch genommen, daß sie von allem nichts sehen. Antoinette und ich aber wenden uns rasch wieder dieser unglaublichen Schönheit zu; wir werden nie genug davon kriegen, sagen wir uns.

– Das ist schön wie ein Traum.

Der Tagesanbruch reißt mich aus meiner Beschaulichkeit.

Es muß fünf oder sechs Uhr sein.

In »Roland« (Jerôme, Denis, Saverio und ein paar andere, doch würde ich sagen, Roland, der letzte, sei eine Zusammenfassung von allen) erkenne ich meinen Krebs. Er ist Ausdruck meiner Neigung dazu, charmante, lustige Männer zu wählen, die gefallen und verführen wollen. Verführen wollen sie natürlich nicht irgendwelche Frauen. Sie haben es auf Wesen abgesehen, die in ihren Augen den Rahmen des Gewöhnlichen sprengen. Und ich habe mich immer sehr bemüht, diese Art von Rolle zu spielen.

Wenn sie dann eine Frau wie mich vor sich haben, nehmen sie uns – ihrer Macht gewiß – an die Leine und binden uns vor ihrer Türe fest. Was wir dabei fühlen könnten, ist ihnen gleichgültig. Sie halten uns auf diese Weise zu mehreren, in ihrer Art verschiedene Frauen vielleicht. Dieses Bedürfnis nach Frauen-Vielseitigkeit des Don Juan im Atomzeitalter ist zweifellos – und ohne daß sie es wissen – auch Ausdruck ihrer Homosexualität, die bei allen meinen »Rolands« vorhanden war und die keiner von ihnen je akzeptiert hat.

So war ich ein Hund an der Leine, allzeit bereit, des Meisters Hand zu lecken, vorausgesetzt, sie streichelte mich, ich habe mich in eine Situation begeben, wo mir Liebe vorenthalten, wo ich verachtet und als Gegenstand einer Sammlung angesehen wurde, in der ich nie »Nummer eins« war. Warum es mir in all den Jahren nicht gelungen ist, davon wegzukommen, weiß ich nicht. Um mich zu bestrafen, aus Masochismus und aus dem tiefen Schuldgefühl ganz einfach zu SEIN, wo doch die andern erwarteten, daß ich »eine Frau« sei.

Nie habe ich meine Bedürfnisse ernst genommen, ebensowenig habe ich sie ausgedrückt und befriedigt. Darin liegt er, mein Krebs. Oder vielmehr in der Dialektik zwischen meinen »Hemmungen«, meine Wünsche auszudrücken, der Kraft dieser Bedürfnisse und den unbefriedigenden Beziehungen, die ich immer und immer wieder bei Männern suche, von denen man vernünftigerweise sagen muß, daß sie niemals fähig sein werden, irgend etwas zu befriedigen, außer ihren Narzißmus vielleicht.

II

*ABLATION. 2 (Geol.)
Abtragung des Bodens
durch Wasser u. Wind;
vgl. Deflation u.
Denudation.*

Duden

Wie soll ich diesen Körper, von den Jahrhunderten geformt, diesen Körper, von meiner Mutter zur Welt gebracht, diesen Körper, in den ich mich eingekuschelt habe, wie soll ich ihn heute beschützen?

Stumm und lärmig macht er sich mir durch betäubenden Schmerz bemerkbar.

Inexistent und mühsam herumzuschleppen.

Ich habe die Umrisse aus den Augen verloren.

Hier bin ich.

Immer noch ich.

Ich sitze am selben Tisch wie letztes Jahr. Der Wirbelsturm ist vorübergezogen. Und hier bin ich nun und schreibe ... Als ob nichts gewesen wäre? Der Arm wird von Schmerzen gepeinigt. Die Brust ist verschwunden. Ich lebe von sonderbaren Aussagen. Sie haben zu wenige Leukozyten. Ihre Trombocyten sind in Ordnung. Ein Jahr hatte es gedauert, bis ich wieder auf den Beinen war, hat mir eine andere Amputierte gesagt.

Bei mir sind es erst viereinhalb Monate. Die ersten sechs Monate sind die gefährlichsten – sie werden bald einmal um sein. Ich sage es flüsternd. Es erschiene mir unanständig, laut Sieg zu rufen.

Gestern sagte der Arzt: Wir sind sehr zufrieden mit Ihnen.

Ich war beim Zahnarzt. Womöglich werde ich tatsächlich noch ein Weilchen überleben. Also pflege ich mich. Mein Körper jedenfalls lebt weiter auf Bewährung.

Mit dem Tag, als alles begann, wurde mein Schloß zu Sand, den die Fluten jeden Augenblick wegspülen können. Und doch haben sich Antworten eingestellt. Sichere, einfache Antworten.

Die Zeit entstauben, sie dem Feilschen entziehen, sie

in eine schaumsprühende Sonne verwandeln – ein für allemal die Angst vor dem Tod bezwingen, die Krankheiten meistern, das Glück bietet sich als Riesenstück eines prächtigen Kuchens an . . . Ja, das ist alles möglich. Jede Minute ist ein Glücksfall. Jede Minute hat ihren Preis. Jetzt werde ich diese blutgetränkte und von Schmerzen gelähmte Feder nicht mehr ruhen lassen.

Ist mein eigentliches Ich ein schreibendes Ich? Die Antwort ist nach wie vor ungewiß.

Ein paar Tage nach meiner Operation gießt der leckgelaufene Tanker *Amoco Cadiz* eine Katastrophe von noch nie gekanntem Ausmaß über die bretonischen Küsten: Tausende von Tonnen Rohöl. »Der schwarze Krebs breitet sich aus«, titeln die Zeitungen. Es gibt ihn also nicht nur in meinem Körper, ich habe kein Exklusivrecht darauf. Da der Schrecken von objektiver Wirklichkeit ist, kann ich versuchen, ihn einzukreisen.

14. März

Der Onkologe, der Chirurg und ich haben uns zu einer Untersuchung getroffen.

Der Chirurg:

– Alle Entnahmen aus dem Operationsfeld sind sauber, das ist ein Pluspunkt.

Ich finde kaum Zeit, einen Seufzer der Erleichterung auszustoßen.

– Andererseits sind die Nachrichten über den Tumor nicht besonders gut. Es handelt sich um einen hormonabhängigen, entzündlichen Tumor. Einer von der Sorte, die mit allen Mitteln bekämpft werden müssen. Und wir müssen rasch handeln. Sofort.

Ich schaue sie an, einen nach dem andern. Sie bereiten mich auf etwas vor. Was werden sie mir Gräßliches mitteilen . . . ?

– Wir liegen richtig, sagt der Chirurg, aber alles hängt an einem dünnen Faden.

Und der Onkologe:

– Mit diesen Tumoren ist nicht zu spaßen. Wir müssen alle verfügbaren Mittel einsetzen. Wir müssen von allen Seiten her angreifen.

– Wie soll ich das verstehen?

– Das Operationsfeld muß durch Bestrahlung sterilisiert werden. Und für mindestens zwei Jahre müssen wir eine Chemotherapie vorsehen. Zudem muß die Hormonproduktion der Eierstöcke unverzüglich gestoppt werden. Dafür gibt es nur zwei Wege: Entweder sie werden entfernt oder durch Bestrahlung abgetötet. Für einen Augenblick weigere ich mich, zu verstehen.

– Sterilisieren wollen Sie mich? Das will ich auch.

– Wir wollen mehr als das. Wir wollen Ihre Eierstöcke zum Stillstand bringen, damit sie keine Hormone mehr produzieren. Am liebsten sähen wir eine Operation. Zehn Minuten und das Problem ist gelöst . . . Es wird alles entfernt. Eierstöcke, Gebärmutter . . .

– Nein! Nein, Sie können doch nicht . . . Ich kann nicht . . . Eine zweite Operation jetzt, das würde ich nicht überstehen . . .

– Ich verstehe, daß Sie jetzt nein sagen. Ich rate Ihnen, kehren Sie nach Hause zurück, in Ihre vier Wände, und überlegen Sie sich die Sache.

Das Blut, das einen Augenblick lang stockte, zirkuliert wieder.

– Nein, meine vier Wände brauche ich nicht, um zu überlegen. Es gibt nichts mehr zu überlegen. Ich weiß, eine zweite Operation würde mein Körper nicht überstehen. Die Vorstellung ist mir unerträglich. Wenn es wirklich nicht anders geht, dann die Bestrahlung. Sie können gleich für heute einen Termin vereinbaren, ich bleibe bei meiner Überzeugung.

– Gut, also, ich werde sehen, ob diese Woche . . .

Wir verabschieden uns.

Der Onkologe nimmt mich ein Stück weit in seinem Wagen mit. Unterwegs frage ich ihn:

– Habe ich wirklich eine Chance, davonzukommen?

– Eine sehr gute sogar, vorausgesetzt, wir sind aggressiv und energisch. Spitzentechnik steht Ihnen zur Verfügung, vor zehn Jahren hätte ich nicht so optimistisch sein können. Aber auch ohne all dies stehen Ihre Chancen jetzt schon eins zu zwei, keinen Rückfall zu haben. Möglich, daß wir Sie übermedikamentieren. Leider verfügen wir nicht über die Mittel, um es wirklich zu wissen.

– Und was ist nach all diesen Behandlungen?

– Die Prognose ist günstig: achtzig, neunzig Prozent. Zehn Prozent Ungewißheit bleiben.

Während wir die Kurve nehmen, wird mir zum erstenmal klar, was die »Chance eins zu zwei« konkret bedeutet: Sie wissen nicht, wie es mit mir steht. Ich hatte schon meine Zweifel, als ich vor ein paar Tagen anrief, um mich über ein Stechen in der Seite zu beklagen. Eine halbe Stunde später war ich bereits geröntgt.

Mein »Ich« schwankt zwischen der Ungewißheit gegenüber dem unbezwingbaren Feind und der Gewißheit, daß der Krebs mit dem letzten »Roland« bis auf die Wurzeln ausgemerzt worden ist.

Ich verstehe den Krebs als Ergebnis meines früheren Lebens. Es liegt also auf der Hand, daß sie mich »übermedikamentieren« werden. Andererseits habe ich es geschafft, den unwahrscheinlichsten aller Tumore zu produzieren . . . werden die Zellen jetzt, in ihrem angegriffenen Zustand, meine Sprache verstehen?

Ich will nicht wissen, ob ja oder nein.

Ich beschließe, geheilt zu sein, selbst wenn ich sterben sollte. Es stimmt übrigens schon, von etwas bin ich geheilt . . . Die Überreste eines subtilen, aber doch gegenwärtigen Karrieredenkens sind von der steigenden Flut meiner neuen Identität hinweggespült worden.

20. Juni

Ich lese die Besprechung eines Buches von Franck Venaille, ›Der Algerien-Krieg‹. Und, wie André Breton sagen würde, die Morgenzeitung bringt mir Nachrichten über mich.

Der Titel lautet: »Eine Generation sagt aus«, und ich erkenne mich wieder, wenn gesagt wird:

»Franck Venaille war 1938 zwei, 1958 zweiundzwanzig, 1968 zweiunddreißig Jahre alt. «

Na, sowas, ich auch.

»Diese Generation hat von der Kindheit bis zur Reife im Krieg gelebt: Zweiter Weltkrieg, Indochina-Krieg, Algerien-Krieg und Vietnam-Krieg...« Ich bin also nicht die einzige hier, die vom Gewicht der Geschichte erdrückt wird und nicht weiß, was sie mit dem bißchen Kopf, das ihr übriggeblieben ist, anfangen soll... *»Hier wird von den verschiedenen Zeiten geschrieben, die sich, selbst in der unmittelbaren Aktion, in unseren Gedanken vermischen. Gestern, heute und damals verwickeln sich in diesem Text mit einer inneren Stimme, die niemals abbricht...«*

Heda, Genosse...!

»Was sollen wir mit den Abfällen, den Scherben der alten Welt, die nach dem Kampf übrigbleiben, anderes tun, als sie in der Leidenschaft unseres Lebens aufzulösen? Was anderes tun, als sich da zu bewegen, wo für uns noch Leben ist? Und – was sehr wichtig ist – verstehen, daß auch unsere Vorstellung von Glück nichts als ein Erbstück der alten, wurmstichigen Welt ist.

Das Glück, zu leben, liegt in unserem Leben selbst, in unserem Schmerz und unserer Lebensangst und nirgendwo sonst, kein Jenseits, kein Paradies...

Zerschlagen wir also die kleinen, geistigen Trennwände, die uns in langsamem Tod erstarren lassen. «

Ja, darin liegt unsere einzige Hoffnung. Nicht (wie ich es – das scheint mir heute klar zu sein – in den letzten sechs oder acht Monaten getan habe) vor dem Krebs davonlaufen. Ihm die Stirn bieten. Schreien.

»Die Knoten und Bindungen, über die wir debattieren, machtlos auf der Suche nach dem ›echten Leben‹ wie ein Fisch ohne Wasser . . . sind auch in Dingen blockierte Knoten der Sprache. Ist das Fließende der Sprache mit seiner vielfältigen Unschlüssigkeit auf diese Weise erst einmal zerlegt, belebt es unser Verlangen, das sich, starr geworden, im Leiden erschöpfte, anstatt das Leben in Gang zu halten. Die Poesie Franck Venailles lehrt uns: Lauf, Genosse, die neue Welt ist auch im Rennen.

Albert Fabresse«

Es ist ein wenig, als ob mich dieser Albert Fabresse, den ich nicht kenne, an der Hand genommen und zu mir ganz persönlich gesprochen hätte. Die neue Welt ist auch im Rennen . . . aber bin ich noch fähig zu laufen?

Ich spüre, mit dem Schmerz steigt auch Wut hoch: Ich gehöre zu einer doppelt verlorenen Generation. Ich wäre nicht einmal für die Entstehung einer neuen Welt gestorben. Gestorben wäre ich irgendwie als Opfer einer nicht vorhandenen Präventivmedizin. Man wird jederzeit abstreiten können, daß dieser Krebs schon lange da war, daß man ihn schon vor einem Jahr oder wenigstens vor drei Monaten hätte feststellen können. Man hätte ihn stoppen können, bevor er sich unkontrolliert in meinem ganzen Körper ausgebreitet hatte.

Ich wäre im Schweigen der »schicksalhaften« psychischen und physischen Vergiftung – filzige, unerbittliche Gewalt – der Umweltzerstörung gestorben,

Am 2. Mai titelte die Zürcher ›Tat‹ auf der ersten Seite: »Es ist bewiesen, der Krebs kommt von den Autos.« Darauf folgte ein langer Artikel, der darlegte, daß »eine bislang kaum widersprochene Vermutung allmählich böse Gewißheit wird: Wer während längerer Zeit in der Nähe von starkem Verkehr lebt, kann Krebs bekommen. Eine amerikanisch-schweizerische Untersuchung hat gezeigt, daß die krebserregenden Faktoren in der Luft zum größten Teil nicht aus den

Kaminen, sondern von den Auspuffgasen der Autos kommen.«

Und der Artikel schloß mit den Worten:

»Mit der Zunahme des Verkehrs ist die Zunahme von Krebserkrankungen verbunden.«

In einer der letzten Nummern des »Spiegel« bestätigte ein Journalist, daß »einige Wissenschaftler die Auffassung vertreten, die ins Unterbewußte verdrängten Konflikte seien die eigentlichen Ursachen des Krebses, dieser Geißel der Menschheit«.

Und dann zählte er die »krebserzeugenden« Faktoren auf: Scheidungen, Spannungen, Trennungen, Trauer . . . »Krebs ist nichts anderes als das Endresultat einer Entwicklung, die schon in der Kindheit beginnt.« Anschließend wird das Experiment beschrieben, das man an zwei Gruppen von Ratten durch das Einspritzen von krebserregenden Stoffen vorgenommen hat. Die erste Gruppe wird gehätschelt, warmgehalten, beschützt, gut genährt: Zehn Prozent dieser Ratten erkranken an Krebs. Die zweite Gruppe lebt im Dunkeln, sich selbst überlassen, »ohne Zuneigung« (sic): neunzig Prozent Krebs.

Und als Krönung des Ganzen lese ich in der Zeitung, daß das schwangerschaftsverhütende Hormonpräparat, das ich, ebenso wie Millionen anderer Frauen (auf Verordnung), verwendete, in den Vereinigten Staaten verboten wurde, weil es sich als krebserzeugend erwiesen hat.

Ach! Scheiße!

Sie haben mich erwischt, diese Schweinehunde. Was ihr Geld, ihre Priester, ihre Engländer und ihre »Ehren« nicht fertiggebracht haben, tun jetzt ihre Gifte: Ich bin verseucht. Ich bekomme IHREN Krebs. Ich weise ihn zurück, und es tröstet mich überhaupt nicht zu wissen, daß sie ihm ebenfalls ausgesetzt sind.

Ach! Fritz Zorn, wie gut verstehe ich, daß du dir den Namen der Wut, der Raserei, der Empörung gegeben hast, daß du die Schlupfwinkel des Kapitals in die Luft sprengen wolltest! Wer wollte nicht auf solche Ideen kommen, der begriffen hat, daß Krebs nicht unvermeidlich ist? Daß er nicht einfach »Schicksalsschlag« ist, sondern eine (oder mehrere) Ursache(n) hat?

Das freie Verfügungsrecht über meinen Körper, das ich als Feministin fordere, geht weit über die sexuelle Freiheit hinaus, sie ist bloß erstes und sichtbares Hindernis auf dem Weg der Befreiung.

Wenn ein Mangel an Zuneigung Krebs erzeugen kann, wer ist dann noch vor ihm sicher? Du, der du dies liest? Oder du, der du dieses Buch, von Panik ergriffen, wegwirfst? Laßt uns rennen, Genossen; wenn wir fähig sind zu sehen, wohin wir gehen, ist die neue Welt auch im Rennen.

Wenn Auspuffgase Krebs erzeugen können, wer will dann in diesem Land, das man allmählich in einen riesigen, betonierten Parkplatz verwandelt, davor bewahrt bleiben?

Im Film ›Mani sulla città‹ wird ein zwielichtiger Spekulant gebeten, während den Wahlen seine Aktivitäten einzustellen, und er antwortet darauf: »Das Geld ist nicht wie ein Auto, das man nach Belieben auftanken oder nicht auftanken kann. Es ist ein Pferd, das jeden Tag, was immer auch sein mag, gefüttert werden will, es ist lebendig, und nur unter dieser Voraussetzung bleibt es so.«

Ebenso unerbittlich wie der Krebs breitet sich auch das Geld aus. Ebenso rücksichtslos wie das Geld ernährt sich auch der Krebs von unserer Lebenskraft.

Ich lehne diese Krankheit des Kapitals ebenso ab wie das Kapital selber.

Falls meine Zellen diese Sprache meines Herzens nicht verstehen, sterbe ich vielleicht. Aber mit Gebrüll und einem Schrei des Aufruhrs gegen diesen ungerechten Tod. Ungerecht wie jener der Opfer von Arbeitsunfällen, der politischen Gefangenen im Iran, in Chile, Argentinien.

Daß mein Gefängnis klimatisiert ist, ändert nichts an der Tatsache, daß es ein Gefängnis IST. Ich werde nicht auf IHRE Überredungskünste hereinfallen. Der Tod von uns Krebskranken wird Neunerprobe und erdrückender Beweis dafür sein: Mit Glück hat die Konsumgesellschaft nichts zu tun.

14. März

»Wer ist glücklicher als ein Fettwanst? Wer ist fetter als ein Schwein?

Du frißt wie ein Schwein. Zu Schwein schwein-einhalb. Wer nicht Wort sagt, schweinigelt. Die schweinzerische Konsumgesellschaft offeriert Ihnen das Auto-Schluß mit dem Zufußgehen, fahren Sie. Werden Sie fett wie ein Schwein.

Entlang der Landstraßen Plakate:

> trinkt Coca
> eßt Kacke
> kauft Coco.

Ihr freßt alles wie die Schweine. Ein mittelgroßes Restaurant produziert täglich Abfälle, von denen sich mehrere Schweine ernähren können, diese sind nicht wählerisch und verschlingen alles unbesehen. Wie Sie.

Sie gehen die Straße hinunter und verschlingen:

> wählt gelb
> wählt schwarz
> Sterbt rosa
> raucht leicht, seid stark
> vergeßt nicht, Baschy
> bäscht weißer.

Und versucht ja nicht zu verstehen, weshalb. Die Schweine wissen auch nicht, weshalb sie fressen und fett werden.

Sie verstehen nicht, daß die Aussicht, konsumiert zu werden, um so größer wird, je mehr sie konsumieren.

Nicht etwa von irgend jemand, müssen Sie wissen. Ausgerechnet von den wirtschaftlich Überentwickelten. Die andern geht dieses Schwein nichts an.

Der Schweinemensch, eingeklemmt zwischen zwei Autos – das ist der Kernpunkt dessen, was diese Zivilisation aus dem Menschen machen will. Auf die Spitze getriebener Schrecken. Und fast mit Stolz trägt er die Fahne seiner Entfremdung als zukünftiger Schweine-Mensch, Wurst-Mensch, Schinken-Mensch.

Und doch . . .

Im Augenblick, wo dies alles klar auf der Hand liegt, ruft das Ungewöhnliche dieses Menschen und seiner Maske – dem Schwein ähnlich und doch verschieden – in Erinnerung, daß eine Hoffnung – eine der seltenen – weiterlebt: unser Glaube an die Phantasie des Individuums, an seine Fähigkeit, vielleicht, das Scheusal in sich selbst austreiben zu können.

Und eines Tages, bevor sie unter zu vielen Schichten ›fröhlichen, schrecklichen Fetts erstickt, wird diese Phantasie in Aktion treten‹.«

Während ich darauf warte, vom Onkologen empfangen zu werden, lese ich diesen Text nochmals durch. Ich habe ihn dieser Tage als Kommentar zu einer Fotografie von Simone Oppliger geschrieben. Man sieht darauf einen als Schwein maskierten Bauern. Er trägt eine Fahne, die ein Ferkel und die Worte »Fett, Freude, Fröhlichkeit« zieren. Der Mann steht zwischen zwei parkierten Autos, die zu drei Vierteln das Bild füllen.

Ich fühle mich als Wurst-Frau, deren Körper von den Maschinen verschlungen wird. Man wird meine Eierstöcke abtöten. Mit dem Taktgefühl eines Elefanten nen-

nen sie dies »Kastration durch Bestrahlung«. Nicht gerade hilfreich, das!

– Frau Cuneo?

Sie ist jung, hübsch.

Angesichts der Umstände tut das wohl. Wir treten in ihr Büro ein.

Sie nimmt mich bei beiden Händen.

– Ich hätte Sie schon lange gerne kennengelernt. Ich mag Ihre Bücher, weil sie feministisch sind, ohne gegen die Männer zu sein.

Auch das tut gut. Eine oberflächliche Freude, die meine würgende Angst nicht einmal zu berühren vermag.

Bei dieser Art von Krebs dürfe man keine Zeit verlieren, erklärt sie mir (ich zweifle nicht daran, es ist noch nicht vier Uhr, und um elf an diesem Vormittag hatte der Onkologe erklärt, man werde sehen, ob sich für diese Woche etwas machen lasse . . .).

Es werden Röntgenaufnahmen gemacht.

Es wird gemessen.

Etwas in mir wird sterben. Die Möglichkeit, Mutter zu sein. Frau zu sein? Hinterlistig schleicht sich die Frage heran. Nein, nicht! Daran liegt es nicht, ob ich mehr oder weniger Frau bin. Andererseits, doch . . . Du wirst heiraten, du wirst viele Kinder haben . . . Nein, heiraten werde ich nicht! Ich werde glücklich sein.

Und doch habe ich geheiratet.

Nein, Kinder will ich keine!

Jetzt aber, wo man mich der Möglichkeit beraubt zu wählen, schaffe ich es nur mit Mühe, die Tränen zurückzuhalten. Ich wollte keine Kinder, weil ich Angst hatte vor dem Haushalt-Gefängnis, den Windel-Zwängen, den Abhängigkeitsketten. Ich habe nie die Wahl gehabt.

Ein Mann kann davon ausgehen, daß notfalls immer eine Frau dasein wird, die sich um die Kinder kümmert . . . Welches ist sein Verlangen? Wie ist es beschaffen, sein wirkliches Verlangen? Ich möchte es wissen und er-

forschen, um herauszufinden, ob ich fähig bin, es nachzuempfinden.
Jetzt?
Wozu denn?
Es würde doch nichts mehr nützen.
Während ich unter dem Gammatron liege, das mich bestrahlen wird, steigen Bilder auf.
Zwangssterilisation der Frauen von Auschwitz ... Joan, die Indianerin aus den Vereinigten Staaten, die erzählt, wie sie sechs Kinder zur Welt gebracht hat, versteckt in den Bergen, um der Bundesregierung des reichsten Landes der Welt zu entgehen, die eine elegante Lösung für den Völkermord an einer der am meisten verfolgten Minderheiten gefunden hat: die Zwangssterilisation der indianischen Frauen.
Das flüchtige Bild Sarahs, der man, von einer Vergewaltigung schwanger geworden, die Abtreibung verweigerte.
Nein ... nein!
— Sie dürfen sich auf keinen Fall bewegen, Madame. Es dauert fünf Minuten und fünfundzwanzig Sekunden. Wir sehen Sie auf dem Bildschirm. Wenn nötig, machen Sie uns ein Zeichen.
Die schwere Strahlenschutztüre schließt sich. Gleich werde ich weinen.
Mein Tod beginnt.
Mein Tod schreitet voran.
Mich dagegen verschwören ...
Träumen ...
Mir gehören die Träume, mir, Hilfe!
Meine Träume ...
Meine Träume?
MEINE Träume?
Aber ich habe gar keine Träume aus mir selber. Meine Träume sind – von andern – in den Tiefen meines Ichs in Umlauf gebrachte Satelliten. Eine tadellose Technologie mit automatischen Piloten.

Als ich drei war, gab man mir einen Affen. Da, träume!
Als ich fünf war einen Zelluloidsäugling in Lebensgröße, vollständig und mit Kinderwagen. Worauf wartest du noch, träume!
Mit sieben eine Kücheneinrichtung und eine Nähmaschine. Renn nicht so herum wie die Buben, träume!
Ein richtiges Mädchen ist sie, nicht ein halber Bub, glücklicherweise.
Und ich, wer bin ich? (Schamhafte Frage einer unhörbaren Stimme.)
Die – immer gleichen – Antworten ließen nicht auf sich warten. Eines Tages wird dein Prinz kommen. Träume. Er wird dir alles auf einmal bringen: Sicherheit, Charme, Liebe, Sex. Er wird dich hinter dem Ofen hervorholen. Mit ihm brauchst du nicht mehr zu träumen, er bringt dir das Leben.
Sie sagten: Er wird auf einem weißen Pferd reiten, er wird dich aufwecken und dich hinausführen aus dem Wald.
Und ich habe gewartet. Habe geträumt.
Dieser hier wünschte, daß ich für ihn koche. Es war nicht der Richtige. Und ein Traum, um ihn zu streichen.
Dieser da wünschte mich als Abwaschfrau. Kein richtiger Prinz. Ein anderer.
Und dann dieser . . .
Wozu das alles?
Wir bemitleiden unsere Großmütter. Zu ihrer Zeit . . .
Und ich? Und du? Du Mann? Du Frau? Die Liebe, von der wir träumen, dieses unbestimmte Absolute, wie schnell wird sie von Küchenschürzen, Verträgen, Stempeln, Ketten verdeckt . . . Liebe ist das nicht. Die Kinder, die Verpflichtungen, ihr tägliches Brot verdienen. Liebe ist das nicht . . .
Was ist es denn, die Liebe? WAS? Und weshalb bin ich hier, um eine Brust ärmer, mit klaffender Narbe, für fünf Minuten und fünfundzwanzig Sekunden ein wenig am Sterben?

Wechseljahre. Alter.

– Ach, wissen Sie, die Wechseljahre, das ist psychisch. Physisch gibt es nur ein paar Wallungen und dann hoppla ...

Sie sagt es daher, einfach so.
Ich erlebe es.
Nicht einfach so.

28. Juni

Ich lebe.

Ich lebe mit meiner Erschöpfung und meiner Besorgnis. Mein ganzer Körper schreit vor Schmerz, meine Arterien ziehen sich zusammen vor Angst, meine Muskeln verkrampfen sich. Neulich hatte ich solche Schmerzen, daß der Onkologe eine Röntgenaufnahme des ganzen Körpers veranlaßte (Szintigraphie nennt man das in den Salons der Nuklearmedizin).

Keine Metastasen.

Der Kampf hat sich vorerst gelohnt.

Doch ich weiß es schon jetzt, in ein paar Wochen wird die Ungewißheit wieder Oberwasser haben. Aber für den Augenblick ... Ich träume, ich fahre die ganze Zeit im engen Lift des Spitals hinauf zur Radiologie und wieder hinunter. In meinem Traum ist er grau, überall gibt es Kritzeleien. Die Türen der einzelnen Stockwerke sind aus Glas, durch sie dringt Licht herein.

Während diesem Hinauf und Hinab frage ich mich, was wäre, wenn er stehenbliebe? Mach dir keine Sorgen, er wird nicht stehenbleiben, sage ich mir. Doch plötzlich, auf dem Weg hinunter, bremst er auf der Höhe eines Stockwerks, wird langsamer und hält gerade etwas zu früh, um die Türe öffnen zu können. Augenblicklich habe ich das Gefühl zu ersticken, komme in Panik. Ich versuche, die Türe zu öffnen. Nein. Ich drücke auf den

Alarmknopf. Höre gespannt hin. Man hört nichts, aber irgendwo muß es doch läuten . . .

Vielleicht. Ich kann es nicht ausfindig machen.

Die Angst der Ungewißheit reißt mich aus dem Schlaf.

Später erwähne ich den Traum Jacqueline gegenüber:

– Dieses Festgefahrensein, das macht mir ein wenig Angst . . .

Jacqueline:

– Ich sehe das anders. In deinem Lift ist es immerhin hell. Und du gibst das Notsignal . . . Das ist ein guter Traum, glaube ich.

Ich bin unsicher, ob es überhaupt richtig ist, den Träumen so viel Bedeutung zuzumessen, wie ich es seit der Operation tue . . . Aber angesichts der Scheiße, in der ich sitze . . .

Sie reagiert heftig.

– Du sitzt NICHT in der Scheiße. Im Gegenteil, deine geistige Gesundheit war noch nie so gut wie jetzt.

Ich kann ihr meine täglichen Frustrationen (Verzicht aufs Trinken, nicht lange aufbleiben können, dauernd Schmerzen überall) so lange aufzählen, wie ich will, ich kann ihr klarzumachen versuchen, der Anblick meines versehrten Körpers im Spiegel bedeute für mich anhaltende Vergewaltigung, sie läßt nicht locker.

– Das wird alles vorübergehen. Was die wichtigen Dinge betrifft, kommst du doch voll zum Zug, so daß man sagen kann, deine ganze Scheiße liege hinter dir.

Das Wort »Scheiße« kommt häufig vor in diesem Text. Ich sehe keinen passenderen Ausdruck, um dem Krebs mit seinen Ursachen und seinen Folgen den richtigen Namen zu geben. Das Wort enthält ein moralisches Urteil. Daß ihm jegliche Objektivität abgeht, ist meine ausdrückliche Forderung.

16. März

Zum erstenmal seit der Operation mache ich eine Eintragung in mein Tagebuch.
»Ich habe Krebs gehabt.
Vielleicht habe ich ihn immer noch. Da stehe ich nun am Anfang eines neuen Lebens, das vielleicht nicht mehr lang sein wird. Oder doch, ich weiß es nicht. Aber ganz plötzlich höre ich auf, mir die Frage nach meiner Identität zu stellen. Mein Problem ist jetzt zu leben, so wie ich bin. Ich weiß jetzt, es muß etwas getan werden. Die Zeit des Fragenstellens ist vorbei. Inzwischen weiß ich, was ich wünsche: das Leben.«

17. März

Ich sitze der Röntgenärztin gegenüber. Sie telefoniert, und ich blättere in einem Buch, das sie mir eben in die Hand gedrückt hat: ›Das Chinesische Horoskop‹. Selbstverständlich suche ich nach meinem. Und ich erfahre, daß ich von »nachfolgender« Natur sei. Es braucht den Anstoß von jemand anderem, damit ich mich zum Handeln entschließe. Habe ich mich aber einmal entschlossen, mache ich meine Sache recht, bis zum Schluß. Ich überlege mir, welches die drei wichtigsten Ereignisse in meinem bisherigen Erwachsenenleben waren. Schreiben. Meine Schwangerschaft. Der Krebs. Es stimmt bei allen dreien haargenau.

Um zu schreiben, mußte ich zuerst den Surrealisten begegnen. Und für lange Zeit bin ich in ihrem Schatten gestanden.

Ob ich ein Kind wollte oder nicht, darüber bin ich mir nie richtig im klaren gewesen. Als ich schließlich schwanger war, habe ich mich in einem ersten Augenblick völliger Verwirrung an Pierres offenkundigen Wunsch angeklammert und mich während der ersten fünf Monate von ihm führen lassen.

Und jetzt mußte ich erst gründlich erschreckt und vom Chirurgen dazu getrieben werden, bis ich mich auf den Operationstisch legen ließ. Wäre ich ein völlig unabhängiger Geist gewesen, hätte ich schon im vergangenen November Verdacht geschöpft und mich nicht mit der Frauenärztin zufriedengegeben.

– Erkennen Sie sich darin wieder?

Die Röntgenärztin hat ihr Telefongespräch beendet.

– Nur zu gut ... Seit meiner Operation wird mir mehr und mehr klar, daß zwar alle Instrumente des Sich-Kennenlernens in meiner Reichweite lagen, daß ich aber nicht darauf geachtet habe.

Wir unterhalten uns mehr als eine Stunde lang.

Ich rede von meiner Angst, zurückgewiesen zu werden, sie ist seit der Operation noch stärker geworden.

– Schon Vierzigwerden ist in dieser Gesellschaft kein Schleck.

Sie seufzt.

– Wem sagen Sie das ...

Das überrascht mich.

– Aber Sie ...

– Ich habe immer getan, was ich wollte, sexuelle Tabus habe ich nicht gekannt. Ich habe immer das Gefühl gehabt, wählen zu können. Aber damit ändert sich nichts. Jetzt stehe ich da und warte, bis mich mein Lebensgefährte einer jüngeren wegen verläßt. Ich sehe, wie er sie anschaut ... Aber gleichzeitig möchte ich um nichts in der Welt noch einmal zwanzig sein.

– Ich glaube, wir Frauen aus der Generation zwischen 1935 und 1945 sind gewissermaßen eine »verlorene Generation«. Wir wurden noch – wie soll ich sagen – nach viktorianischen Prinzipien erzogen. Und im Mai 68 waren wir bereits zehn Jahre zu alt, um unser Leben anders einzurichten. Wir konnten nur noch herumbasteln. Aber wir haben die Tür zu etwas anderem aufgemacht. Vielleicht haben jene Frauen, die heute zwanzig sind, den Schritt nach vorne getan, den wir nicht geschafft haben. Seit zwei Wochen sage ich mir immer wieder, wenn ich es verstanden hätte, auf meinen Körper zu hören, hätte ich den Krebs viel früher entdeckt. Doch uns hat man Entsagung und Opferbereitschaft beigebracht, man hat uns gelehrt, uns auf andere zu projizieren. Und sollten wir gar Intellektuelle sein, fühlen wir uns zu doppelter Härte verpflichtet, als Strafe für diese Übertretung.

Sie gibt mir recht. Sie schafft es, mir das Gefühl zu geben, ihre Partnerin und nicht ein ihr völlig ausgeliefertes Opfer zu sein. Sie ist übrigens die erste, die mich als Erwachsene behandelt und mir die Dinge so darstellt, wie sie sind.

– Sie haben zwei sehr schwierige Jahre vor sich. Sie werden sich wahrscheinlich sehr krank und hundemüde fühlen. Möglicherweise verlieren Sie Ihre Haare.

Panikgefühl tief unten im Bauch.

Sie fragt:

– Schreiben Sie jetzt?

– Ich schrieb . . . Ich war im Begriff, ein Buch fertigzustellen, als die Operation dazwischen kam. Ein Buch über mein Schicksal als Frau. Und inzwischen sind so viele Dinge geschehen, daß ich es nicht einmal mehr wage, dieses Heft anzusehen. Ich weiß nicht, wie ich es schaffen soll, es fertigzustellen. Ich weiß nicht einmal mehr genau, was ich überhaupt geschrieben habe.

– Sie sollten es durchlesen . . .

– Aber das tue ich nie. Ich schreibe bis zum Schluß, und erst dann lese ich durch, was ich geschrieben habe. Und doch habe ich gleichzeitig das Gefühl, jetzt dieses Buch fertigzustellen, bedeute den Anfang meiner Genesung.

– Bei früheren Büchern sind Sie nicht vom Krebs überrascht worden, bevor Sie fertig waren. Wenn Sie jetzt ein paar Korrekturen anbringen müssen, tun Sie es doch. Was ist schon dabei?

Es ist wahr. So weit jenseits aller Regeln, so nahe dem Tod, wie ich stehe, da ist nichts dabei. Ich mache mich auf den Heimweg, nehme mir nur kurz Zeit, um etwas zu essen, und stürze mich auf mein schwarzes Heft.

Es ist Abend, als ich mit Durchlesen fertig bin.

Das Buch ist da, voll von Vorahnungen. Ich brauche nichts hinzuzufügen. Was mir als verwirrende Lücke erschien, war zweifellos der Ausbruch der Krankheit, die Operation. Beim Einschlafen werde ich von meinen Gefühlen überwältigt.

Im Traum befinde ich mich auf dem Flughafen München. Eine riesige Menschenmenge in der Halle, und mitten drin steht in riesenhafter Größe Roland. Über die Köpfe der andern hinweg reicht er mir die Hand, mir, die ich draußen bin, und lächelt mir zu. Über die Köpfe der andern hinweg versuche ich, ihm die meine zu reichen, ich strecke mich, Roland streckt sich, gleich werden wir uns berühren, und dann erkenne ich die Gefahr. Unvermittelt ziehe ich meinen Arm zurück und schreie:

– Nein, ich will dir meine Hand nicht geben, DICH will ich nicht. Du bist mein Krebs.

Ich wache auf, es ist sechs Uhr. Man hört frisches Morgengezwitscher der Vögel. Ich will keine Rolands mehr. Ich will den Krebs nicht mehr.

Ich habe bezahlt jetzt. Vielleicht sterbe ich, obwohl ich soeben geträumt habe, nicht zu sterben. Auf jeden Fall ist mein Buch fertig geworden. Ich brauche nur noch hinzuzufügen, daß es sich dabei um den verbalen Ausdruck des Krebses handelt. Mit dem graurosaroten See vor Augen schreibe ich die letzte Seite. Die Tränen stürzen hervor, trüben mir den Blick. Mußte der zu bezahlende Preis wirklich so übertrieben hoch sein? Mein ganzer Körper schmerzt, was mir Einschränkungen auferlegt. Dieser Körper ohne Brust, an den ich nicht zu denken wage. Ich drücke das Heft an mich – die Träume, die rosa Wolken, haben mich nicht davor bewahrt. Die Wolken waren vergiftet.

30. Juni

»Der Krebs ist nur das Endergebnis einer Entwicklung, die in früher Kindheit angefangen hat«, steht in der Zeitung.
Ich wußte es.
Vor ein paar Tagen sagte mir ein befreundeter Arzt:
– Wir müssen lernen, aufmerksam zuzuhören. Wir würden früher herausfinden, was sich in unseren Patienten zusammenbraut, wenn wir ihnen aufmerksam zuhören würden. Unsere Tumore fabrizieren wir uns zehn Jahre, bevor sie ausbrechen.
Ich spüre den Frustrationen und Schuldkomplexen aus meiner Kindheit nach. Um mich besser konzentrieren zu können, schließe ich die Augen.
– Wenn du immer so viel liest, wirst du schließlich blind werden.
– Dieses Kind ist nicht normal. Lies nicht die ganze Zeit, schreib nicht dauernd, das gibt Gehirntumore!
Priester und Engländer haben mich für die Strafen des Körpers empfänglich gemacht. Für mich ist der Körper nie der siegreiche Nachen, nie der Strom des Lebens gewesen. Ich mußte so tun, als ob er nicht da wäre, und von meinem Geist leben.
Ich sehe mich vor mir, wie ich an einem dieser kalten und feuchten Wintertage, starr vor Kälte, von der Schule nach Hause ging. Die Frostbeulen an Händen und Füßen und in den Kniekehlen waren wie Ausrufzeichen meiner Leiden. Warum habe ich nicht, wie Peter Pan, einen Körper, der fliegen, die Erde verlassen, der verdampfen kann? Ich schlüpfe in den Stall eines Bauern in der Nachbar-

schaft. Vier Kühe sind da. Es ist warm, und nach und nach gehen die Schmerzen weg. Aber dies ist ein verbotener Ort. Weder meine Eltern noch der Bauer wären beglückt, mich hier anzutreffen. Und doch suchte ich Tag für Tag hier Unterschlupf. Tag für Tag hatte ich Schuldgefühle. Ich kauerte mich nieder, wartete, bis meine Zehen wieder zum Leben erwachten, ein Waisenkind, schon bevor es soweit war. Waren es diese Augenblicke, die mich für den Krebs empfänglich machten?

Dieses Erlebnis – in vielfachen Wiederholungen – gehört zu meiner Kindheit im Dorf. Einer dieser dumpfen, hintergründigen, in der Tiefe brütenden Schmerzen, dessen Kraft nicht ausreicht, jemals offen zutage zu treten.

Ich fühlte mich schuldig. Schuldig, lieber zu lesen, als herumzurennen. Schuldig, weil ich es bedauerte, wenn die Schule aus war. Schuldig, Puppen nicht zu mögen. Schuldig, meinen Körper so heftig zu spüren. Schuldig, ein Mädchen zu sein. Schuldig... schuldig... schuldig... schuldig. Col-pe-vo-le. Ram tam tam tam. Die Trommelwirbel meiner »Verfehlungen« hämmern in meine Kindheitstage. Ich verbrachte meine Zeit damit, Angst zu haben. Angst, entdeckt, bestraft zu werden.

Habe ich mir nicht selber, tief innen, meine Bestrafung vorbereitet? Denn inmitten dieser Schuldgefühle hatte ich doch immer wieder alle Verbote übertreten: Ich habe gelesen, gelernt, geschrieben, gefroren... Und die Strafe konnte nur schrecklich sein. Ein Schuldgefühl mehr. Ich war zwar noch Kind, aber nie mehr seither war mein Körper schwerer zu ertragen, nie mehr seither war er so sehr gefangen gewesen. War das der Anfang dieser Entwicklung?

Dann wären »Scheidungen, Spannungen, Trennungen, Trauer...« die wirkliche Ursache der Krankheit.

In diesem Falle wären meine dumpfen Schuldgefühle nichts anderes gewesen als der winzig kleine Anfangspunkt des Tumors. An keiner dieser Ursachen hat es später gefehlt. Sie waren alle da, im Überfluß. Und schließlich kann man sich nur wundern, wenn einer dem Krebs entrinnt in einer Gesellschaft, die selber krebsartig ist: zerfleischend, verstümmelnd, sich gierig auf dem Unglück der Leute ausbreitend wie das unverwüstliche Geld-Pferd, das jeden Tag seinen Fraß haben muß. Buchstäblich um jeden Preis.

In ihrem Buch ›Die Krankheit als Metapher‹ erklärt Susan Sontag, damals, vor der Entdeckung des Kochschen Bazillus, sei die Tuberkulose Symbol für die verschiedensten Dinge gewesen. Sie stellt zudem fest, der (im wesentlichen romantische) Symbolgehalt der Tuberkulose habe in dem Augenblick an Bedeutung zu verlieren begonnen, als die Krankheit heilbar wurde. Sie zieht dann eine Parallele zwischen TB und Krebs, der als Metapher einer unerbittlichen und unvermeidlichen Krankheit der Gesellschaft gebraucht wird. Sie sagt den Tag voraus, an welchem auch für den Krebs so etwas wie ein Kochscher Bazillus entdeckt und als Folge davon die Symbolik »Krebs – Mangel an Zuneigung – soziale Wunden« unverzüglich verschwinden werde.

»In gewissen Ärztekreisen hat man bereits angefangen, umzudenken: Besonderes Augenmerk wird jetzt auf den raschen Aufbau des ›immun-defensiven‹ Systems im Körper gerichtet. In dem Maße, als sich die Sprache der Behandlung von ihrem militärisch-aggressiven Ton abwendet und der ›natürlichen Selbstverteidigung‹ des Körpers Raum läßt, in dem Maße wird der Krebs entmystifiziert . . . In jenem Augenblick wird wahrscheinlich gar niemand mehr Krebs mit irgendwelchen Schreckensbildern in Verbindung bringen wollen. Und weshalb? Ebendeshalb, weil die gegenwärtige Bedeutung der Metapher ja darin liegt, daß sie sich auf eine völlig mystifizierte, mit dem Trugbild des unvermeidlichen Schicksalsschlages behaftete Krankheit bezieht.

Unsere Vorstellungen vom Krebs, die Metaphern, die

wir ihm angehängt haben, das alles ist Ausdruck des riesigen Unvermögens unserer Kultur, unserer oberflächlichen Haltung dem Tod gegenüber, unserer Angst vor Gefühlen, unserer gefährlichen und unvorsichtigen Antworten auf unsere sehr realen ›Wachstumsprobleme‹, unserer Unfähigkeit, eine fortschrittliche Industriegesellschaft aufzubauen, die ihre Güter wirklich allen zukommen läßt, unserer berechtigten Ängste angesichts eines immer mehr von Gewalt gekennzeichneten Laufes der Geschichte. Die Metapher ›Krebs‹ wird, das sage ich voraus, viel schneller außer Gebrauch kommen, als man für die Probleme, die sie so hartnäckig reflektiert, eine Lösung gefunden haben wird.«

Diese Nacht hatte ich einen Traum.

Ich befinde mich in einer südlichen Stadt, die gleichzeitig wie Florenz und wie Lugano aussieht. Der große Platz dieser italienischen Stadt ist auf zwei Seiten wie die »Piazza della Signoria« in Florenz gebaut. Sowohl der »Palazzo della Signoria« als auch die Loggia und die Gebäude links davon, wenn man hinauskommt, stehen richtig. Die anderen zwei Seiten des Platzes jedoch sind von Hecken umgeben, hinter welchen sich eine weite, sehr grüne und fruchtbare Landschaft ausdehnt. Auf der Piazza stehen Tische und Stühle, die zum Ausruhen einladen und wo Getränke serviert werden. Es ist Sommer, alles ist schön und harmonisch. Die »Galleria degli Uffizi« hat sich teils in ein Theater, teils in ein Kino (mit zwei Sälen) verwandelt.

Ich versuche zunächst, ins Kino zu gehen. Es ist so voll, daß ich nicht einmal bis in den Saal vordringen kann. Doch gelingt es mir, einen Blick auf die Leinwand zu werfen und festzustellen, daß einer meiner ersten Filme »für Erwachsene«, den ich mit etwa acht Jahren gesehen habe, gespielt wird. Ein Freund, dem ich begegne, macht mich darauf aufmerksam, es sei völlig zwecklos, in die Vorführung gehen zu wollen. Ich versuche es deshalb im Theater. Eine polynesische Gruppe zeigt ihre heiligen

Tänze, denen ich einen Augenblick lang zusehe, bevor ich wieder auf den Platz hinaustrete und mich setze. Mein Tisch befindet sich gerade gegenüber dem »Palazzo della Signoria«. Zu meiner Linken die Landschaft, zu meiner Rechten Kino und Theater.

Der einzige Unterschied zum richtigen »Palazzo della Signoria« besteht aus einer Statue zwischen zwei Fenstern im dritten Stock. Es ist Justitia, eine schöne Frau im Gewand der Helvetia, weich gebettet liegt sie da, lächelnd, den Kopf auf den gebeugten Arm gestützt. Ihr »Bett« besteht aus einem winzig kleinen Sims, der bis unter das Fenster reicht, wo sich ihr Kopf befindet.

Plötzlich geht dieses Fenster auf, und im Gänsemarsch treten junge Tänzerinnen in kurzen griechischen Kostümen heraus. Die ersten treten zum Klang einer sanften Musik vor und heben die Statue auf, indem sie die Justitia beim Kopf nehmen. Der Sims ist von Tänzerinnen überfüllt, und immer noch drängen andere nach draußen. Um ihnen Platz zu machen, stoßen die Mädchen die Statue auf den Platz hinab, wo sie zerschellt. Sie jedoch bilden eine Art Kette und erreichen so unversehrt den Boden. Die Tänzerinnen, die noch drinnen gewartet hatten, tragen eine riesige Statue aus weißem Gips mit sich, sie wird Justitia ersetzen. Die neue Figur ist Don Quichote, er nimmt nun den Platz auf dem Sims ein.

Aufmerksam verfolge ich diesen äußerst schwierigen und akrobatischen Vorgang und empfinde in erster Linie Freude dabei. Ich kann nicht mehr vor Lachen über dieses urkomische Schauspiel: Don Quichote ersetzt Justitia.

Unterdessen sind alle Mädchen auf der Piazza angelangt. Sie tanzen, indem sie sich, mit den Armen hinter dem Rücken, um die Taille faßen und so eine Art Kette bilden. Sie erreichen nun die Ecke der Piazza, wo ich sitze, und die erste fordert mich auf, am Schauspiel teilzunehmen und mit ihnen zu tanzen. Ich zögere: Mein rechter Arm ist halb gelähmt, schmerzhaft, werde ich es schaffen, hinter den Rücken einer Tänzerin zu langen? Schließlich stehe ich doch auf, ich glaube, eine Lösung gefunden zu haben: Anstatt die Tänzerin um die Taille zu faßen, werde ich ihr nur die Hand reichen. Aber tanzen kann man so nicht, und ich versuche schließlich doch, es den anderen gleichzutun.

Hier macht sich unter meinen Augenlidern das junge Tageslicht bemerkbar, und ich weiß nicht mehr genau, ob es mir gelungen ist, meine Nachbarin rechts zu umfassen. Ich glaube schon.

Ich befinde mich am Kreuzungspunkt zweifachen Unglücks: Einerseits muß ich in einer immer mehr von Geld und Gewalt beherrschten Welt leben, wo ich doch eine ganz andere Zukunft erahne, andererseits habe ich einen Körper, der dem Krebs zugänglich ist.

Gewalt hat meinen Kindheitsalltag geprägt – man hat uns die Vorstellung der liebenden, alle unsere Bedürfnisse befriedigenden Familie eingegeben. In den meisten Fällen jedoch befriedigt diese Familie nur die Bedürfnisse der herrschenden Gesellschaftsverhältnisse, indem sie unterwürfige Wesen aus uns macht. Über unser Bedürfnis nach Zuneigung geht sie hinweg. Unser Aufruhr wird so lange mißachtet, als er nicht zu störend wird, in diesem Falle weist uns die Gesellschaft aus (in den offiziellen Liebesentzug – Arbeitslosigkeit, Gefängnis, »Irren«-Anstalt, Tod).

Ich habe die Idee Liebe ernst genommen. Ebenso wie die Idee Gerechtigkeit, ohne zu sehen, daß sie Ausdruck und Waffe einer »Signoria« sind, die ich ablehne. Es war Zeit, diese Ramschfigur durch etwas Ernsthaftes zu ersetzen: durch einen Leser und unverbesserlichen Träumer, dessen Anhängerin zu sein ich mich rühme. Es war Zeit, in den Kreis der Handelnden einzutreten. Und Susan Sontag mag sagen, was sie will – die Zufälle sind unzählbar. Ich werde den Gedanken nicht los, angesichts meines unmittelbar bevorstehenden Aufbruchs habe mein Unterbewußtsein einen letzten Rückzugsversuch unternommen, indem es vor einer meiner möglichen Krankheiten die Immunitätsschranke hob.

Mag sein, daß meine Kindheit nicht dafür verantwortlich ist. Diese Welt jedoch, die mich ängstlich gemacht und mich in den entscheidenden Jahren des Wachstums hat hungern lassen, diese Welt, die jedes Jahr *vierhundert Milliarden Dollar* für Rüstung ausgibt, während die Kredite für Spitäler und Forschung gekürzt werden, diese Welt, IHRE Welt, ist dafür verantwortlich.

Jean Rostand (glaube ich) war es, der sagte:
– Würde man die Mittel, die man zum Kriegführen ausgibt, für die Forschung verwenden, würden die »unheilbaren« Krankheiten längst der Vergangenheit angehören.

Ich bin sicher, daß er recht hat.

23. März

Heute werde ich Lausanne verlassen und nach Hause, nach Zürich, zurückkehren.

Die letzten zwei Wochen war ich von befreundeten Ärzten umgeben. Aus ihrer Beflissenheit, aus der Tatsache, daß sie mir Dinge verschwiegen, habe ich Gefahr gelesen. Ich sehe die Welt mit andern Augen an, völlig losgelöst: Ich werde sterben, in mir gibt es keinen Platz mehr für die Angst vor dem Leben. Ja, ich habe Angst, leiden zu müssen, bevor ich sterbe. In jedem Zucken meines Körpers sehe ich die Rückkehr des Krebses, ich stelle mir vor, im Sterbezimmer eines Krankenhauses zu liegen, kraftlos, von der Welt und der Liebe abgeschnitten. Alles ist unvorhergesehen, alles ist neu.

So auch gestern, als Erich kam, um mich abzuholen. Wir saßen auf einem Mäuerchen in der Frühlingssonne, innerlich zitterte ich ein wenig. Es gilt, unser gemeinsames Leben wieder aufzunehmen: Ob der Krebs wohl auf unsere Liebe übergegriffen hat?

Und auf diesem Mäuerchen, unpassendes Überbleibsel aus einer Zeit, als es in Lausanne noch überall Weinberge gab, habe ich in Erichs Augen gelesen, habe ich gefühlt, daß die Liebe von dieser Seite her unangreifbar war.

Später dann ein Augenblick der Panik. Alles, was in den letzten drei Wochen geschehen ist, hat meinen Körper derart blockiert, daß ich zunächst überhaupt nichts spüre, als wir uns lieben. Schrecken überwältigt mich, Wahnsinn: Die Röntgenärztin hat mich belogen! Die erzwungenen Wechseljahre töten auch die Lust. Und dann kehren meine Gefühle doch zurück, alle aufs Mal, sie zerreiben mich es macht mir noch Spaß ich bin nicht allein mein Körper lebt ich lebe ich lebe.

Die Ströme, die Algen, das himmelblaue Meer und der Korb voll Azurblau, die gestern mein Genießen ausmachten – und es wahrscheinlich vom wesentlichen entfernten –, sind nur noch Erinnerung. Ich lebe, ich fühle, ich liebe und werde geliebt, das ist alles, worauf es ankommt.

> »Wir haben nichts mehr zu verlieren
> schon haben wir gelernt, Scheiße zu sagen
> Platz dem Leben
> das Leben ist da.«

Hand in Hand suchen wir den Chirurgen für eine letzte Kontrolle der Operationsnarben auf. Er bittet uns herein. Er ist nicht einer von denen, die diskret hinter verschlossenen Türen arbeiten. Da Erich nun einmal da ist, soll er ruhig dabeisein. Etwas Unvorhergesehenes: Er wird die Narbe, er wird meine Verstümmelung sehen. Gestern abend hatte ich das Nachthemd nicht ausgezogen.

Hier liege ich, auf dem harten Schragen, wo alles angefangen hatte, mit nacktem Oberkörper. Der Arzt reißt den Klebeverband weg. Erich schaut unbewegt zu. Er wendet seinen Blick nicht ab, während sich bei der Vorstellung, daß er mich sieht, meine Augen trüben.

Er wird . . . er wird . . .

Aber er sagt nichts, tut nichts.

Später, beim Kofferpacken, bemerkt er:

– Ich weiß, es tönt einfältig, wenn ich jetzt davon rede, und ich bitte dich, nicht böse zu werden, aber ich muß es dir sagen: Du bist viel zärtlicher, viel schöner und viel anziehender als vor dieser ganzen Geschichte. Ich habe das Gefühl, dich womöglich noch mehr zu lieben.

Auch ich spüre etwas in dieser Richtung: amputierte Brust, sterilisierte Eierstöcke zwar, aber ich habe trotzdem das Gefühl, »auf der andern Seite der Mauer« zu sein. Ich kann mich gehen, mich »sein« lassen – mich jemand sein lassen, die ich noch nie war: eine Frau, die mit ihrem Körper eins ist.

Warum? Warum gerade jetzt? Warum brauchte es diesen Umweg, um das zu erreichen?

2. Juli

Es ist mir fast unmöglich zu schreiben. Überall Schmerzen. Nicht etwa, daß die Seele den Körper blockieren würde, die Bestrahlungen sind es. Man hat das Operations»feld« sterilisiert (noch einer dieser Widersprüche der Sprache – ein Feld wird besät und nicht sterilisiert). Gleichzeitig hat man mich schrumpfen lassen, mich verunstaltet. Ich kann nicht mehr schreiben. Das ist schlimmer als Sterben.

Wie soll man dieses Leben anhaltender Frustrationen ertragen? Ich kann ja nicht jedesmal, wenn ich Schmerzen habe, wenn ich erschöpft bin, wenn mir schlecht ist, davon reden, sonst müßte ich die ganze Zeit nichts anderes tun als jammern.

– Wenn ich nicht krank wäre, könnte ich . . .

– Aber du BIST doch gar nicht krank, du siehst so gut aus, dir geht es gut.

Gut, einverstanden, seit der Operation sind vier Monate vergangen, das ist schon etwas. Doch um mich zu heilen, nimmt man mir meinen Körper weg, beraubt man mich des Schreibens. Der Schrei bleibt mir im Halse stecken, so wie mein Arm die Feder blockiert.

Ich kann nicht mehr schreiben.

Zu Hilfe.

30. März

Ich befinde mich in einem der Gänge des Zürcher Kantonsspitals. Ich warte.

Termin beim Onkologen und beim Röntgenarzt, Fachärzte wie jene, die mich in Lausanne behandelt haben. Mit dem einzigen Unterschied, daß mir diese hier allesamt unbekannt sind.

Ich warte. Stundenlang. In den Gängen.

Ich habe Angst.

Soeben hat der Röntgenarzt, ein flinker, eher schweigsamer Mann, »das Feld« inspiziert.

Er hat sich die Röntgenbilder angesehen.

Er hat gesagt, die Narbe sei tadellos.

Wie schön.

Ich eröffne ihm meine Absicht, eine Brustrekonstruktion machen zu lassen.

– Gut, in dem Fall werden Sie eine Betatronbestrahlung bekommen. Aber wie auch immer, für eine erfolgreiche Rekonstruktion müssen wir mindestens zwei Jahre warten. Sie haben also genügend Zeit, es sich zu überlegen...

– Überlegen?

– Ja, Ihre Meinung zu ändern.

Ich bin außer mir.

— Wie meinen Sie das, meine Meinung ändern? Die Meinung ändern bezüglich meinem Bedürfnis, unversehrt zu sein?

— Ja, am Anfang wirkt noch der Schock und alles andere. Später sieht man die Dinge jedoch mit andern Augen an, man gewöhnt sich recht gut ... Jedenfalls haben Sie zwei Jahre Zeit, um es sich zu überlegen.

— Da gibt es nichts mehr zu überlegen. Sind Sie ganz sicher, daß ich zwei Jahre warten muß?

— Absolut. Sonst ist eine Katastrophe gewiß. Sie wollen doch bestimmt nicht am Ende mit zwei, statt nur einer Narbe und ganz ohne Brüste dastehen, oder?

— Aber ... man hat mir gesagt, nach drei Monaten ...

— Unmöglich.

— Ihr Ärzte scheint euch nicht sehr einig zu sein.

— Wer Ihnen vor Ablauf von zwei Jahren eine Brust verspricht, ist ein Scharlatan.

Dann hat er noch ein paar Worte mit seinem Assistenten gewechselt, und im Gehen erklärt er:

— Gut, der Fall ist erledigt.

Ja, erledigt, diese Frau da, die behauptet, ein Stück Unversehrtheit zurückerlangen zu wollen, ohne zu überlegen. Erledigt, mit ihrer Angst und ihrer Versehrtheit. Jetzt sitze ich da und warte, vom Onkologen empfangen zu werden. Nach einer Stunde habe ich zu schreiben angefangen, um nicht zu sehen, was mich umgibt.

Man hat Betten an mir vorbeigeschoben, mit Verletzten, mit unglücklichen Augen, Gesichtern voller Bitterkeit ... Bleiche Leute in Morgenmänteln und mit dicken Verbänden gehen vorüber. Sie langweilen sich. Vielleicht haben sie auch Angst. Sie versuchen, ihren Operationsschock zu überwinden. Sie erinnern mich dauernd an meinen. Aber eigentlich ist das ja nicht das Schlimmste.

Die paar Räume der Onkologie münden in einen Korridor, der deshalb so belebt ist, weil er unmittelbar vor der Intensivstation liegt. Wir Patienten (die Geduldigen) sitzen in einer Reihe und warten, bis wir an die Reihe kommen. Das Schlimmste während der Stunde, die ich jetzt schon warte, ist der Anblick meiner Leidensgenossen. Die allermeisten dieser Männer und Frauen, die hier sitzen, sind ziemlich alt. Resigniert warten sie hier darauf, vom Tod abgeholt zu werden. Bestimmt haben sie ihre Träume schon längst begraben. Die meisten dieser Leute erwartet zu Hause außer Langeweile nichts. Nicht die geringste Zukunftsperspektive. Sie sind nach Strich und Faden Betrogene. Klare Fälle, zum vorneherein. Wie ich. Wie ich? Nein, ich kann nicht. Ich greife zur Feder, öffne mein Heft, versuche, mich darin zu vertiefen und einen Traum niederzuschreiben, den ich letzte Nacht geträumt habe und in dessen Verlauf Daniel mir eine Kette mit drei Anhängern geschenkt (und mir um den Hals gehängt) hat: in der Mitte irgendeine Medaille und links und rechts davon je ein Venus-Symbol der Frauenbewegung – ein Kreis mit einem Kreuz auf der Unterseite. Er trat dann einen Schritt zurück, begutachtete sein Werk und stellte fest:

– Du verdienst es durchaus, auf beiden Seiten eines zu haben.

Ich bin sehr glücklich darüber, daß mir Daniel (den ich immer als »Anti-Roland« par excellence verstanden habe) meine doppelte Identität der Weiblichkeit zurückgegeben hat, und noch bevor ich richtig wach bin, wird mir klar, was ich soeben geträumt habe: Eines Tages werde ich wieder zwei Brüste haben.

– Frau Cuneo?

Ich stehe auf und betrete das Sprechzimmer des Onkologen.

Fast zwei Stunden lang hat man mich warten lassen.

6. Juli

Seit vier Monaten habe ich das Gefühl, in den Maschen eines Netzes gefangen zu sein, das ich etwa so definieren würde:

»Du bist moralisch verpflichtet, gesund zu werden.«

Das ist es, was aus meiner Krankheit eine Strafe und aus dem Spital die Hölle macht.

Dabei könnte meine Heilung, würde ich sie etwas weniger mit »Moral« belasten, auch eine Wohltat, ein Geschenk sein, wie im Traum mit Daniel. Und erst beim Überdenken dieses Traums komme ich auf die Analogie: zwischen dem Halsband, das Daniel mir schenkt, und jenem, das ich (für viel Geld) im Untergrund meiner Kindheit kaufen könnte, dessen Preis ich aber nicht zu zahlen bereit bin.

Ich habe das Gefühl, einen Fluch in mir zu tragen – immer alles zum höchsten Preis bezahlen zu müssen. Aus geringstem Anlaß steigen bitter und unbändig die Frustrationen aus der Kindheit wieder auf. Neulich an einem Abend dachte ich an die Papeterie in Vaprio und an ihre berauschenden Gerüche, doch augenblicklich wurde diese Erinnerung von jener an die endlosen Stunden überdeckt, die ich vor dem Schaufenster mit den unerreichbaren, aber heiß begehrten Büchern verbrachte. Eines Nachts träumte ich sogar, die Scheibe eingeschlagen zu haben, um sie an mich zu nehmen. Ich sprach mit Erich über diese Frustrationen, und wutentbrannt fragte ich: Kann man eigentlich nie vergessen?

Jetzt habe ich eine Antwort: Nein, zweifellos nicht. Ich muß mit der Vergangenheit umgehen, muß mich ihrer bedienen, bis sie integriert ist. Was mir der Röntgenarzt soeben gesagt hat, weise ich zurück:

– Sie müssen den Preis bezahlen. Und um zu leben, ist kein Preis zu hoch.

Ich fordere die Möglichkeit der Wahl.

Leicht wird es nicht sein. Ich bin hin und her gerissen zwischen der Gewalt, die mir die Ärzte antun, damit ich am Leben bleibe, der Geringschätzung, der ich mich so oft ausgesetzt fühle (was wollen Sie denn mit zwei Brüsten, in Ihrem Alter?), und meiner Angst vor dem Tod. Sich den Tod vorzustellen ist, glaube ich, viel härter, als ihn zu erleben. Weil er, einmal durchgestanden, im Schlaf endet. Was man, weil man stirbt, verpassen könnte, weiß man nicht mehr. Bedeutung hat dies nur für die andern.

Manchmal, wenn mir das wieder bewußt wird, frage ich mich, weshalb ich mich so ans Leben klammere und gleichzeitig dauernd mit dem Tod flirte. Dieses Wort kommt schon in meinen ersten Gedichten vor. Meine symbolischen Selbstmorde sind nicht zu zählen. Und wenn ich sie jedesmal überlebt habe, dann gewiß nur deshalb, um mir zu beweisen, daß ich »stärker bin als der Tod«. Diesmal geht es bis an die äußerste Grenze des Risikos. Ich habe mich in eine Situation der Auferstehung versetzt. Jeder erlebte Tag ist ein geschenkter Tag, eine Zugabe nach dem Tod. Warum brauche ich so etwas? Und wenn ich es brauche, weshalb habe ich jetzt Angst davor?

Wie auch immer, ich sehe den Augenblick gekommen, zu schreiben. Ich weiß nicht, ob ich in allernächster Zukunft nicht einen Rückfall haben werde. Wenn schon, dann soll meine Scheiße wenigstens nützlich sein, für das »Kollektiv«, wie Jacqueline sagt.

Und weil das, was ich zu sagen habe, nur für dieses Kollektiv einen Wert hat, liegt mir daran, festzustellen, zum erstenmal in meinem Leben wahrscheinlich, daß ich auf die andern angewiesen bin. Bestimmt liegt hier die Bedeutung der Tatsache, daß Daniel mir das Halsband schenkt und ich es mir nicht selber kaufe. Und Überlegungen dieser Art haben den Traum heraufbeschworen, den ich vorige Nacht träumte.

Ich lebe in der großen Wohnung mit den hohen Räumen der Gallands in Vevey in einer glücklichen Beziehung mit Erich, Betty und Bertil. Für eine Arbeit, die ich vorhabe, brauche ich ein Buch, das hoch über meinem Kopf im Büchergestell im Korridor steht. Ich nehme den Stuhl vor meinem Schreibtisch. Ich klettere auf die Lehne, als ob es sich um eine Leiter handelte, und muß, um das Buch zu erreichen, bis zuoberst hinauf. Ich lange nach dem Buch, und erst jetzt merke ich, wie der Stuhl unter meinem Gewicht schwankt, er wird kippen, schon schwankt er ganz bedenklich. Ich schreie. Alle kommen in den Korridor hinaus, und Bertil stürzt herbei. Mit der einen Hand hält er den Stuhl fest, mit der andern hindert er mich daran, herunterzufallen.

Ich erwache sehr glücklich. Ich bin nicht allein. Es ist wahr.

III

ABLATION. 2b. (Geol.)
Abschmelzung von Schnee u. Eis
(Gletscher, Inlandeis) durch
Sonnenstrahlung, Luftwärme
u. Regen.
Duden

Bald sind es fünf Monate her, seit ich operiert worden bin. Fast zwei Monate, seit ich nicht mehr bestrahlt werde. Ich lebe nach Chemie-Zeit, alle acht Tage eine Injektion. Ich bin hin und her gerissen zwischen hypochondrischen Ängsten und Fatalismus, zwischen Unruhe und Gleichgültigkeit.

Ich weiß eigentlich nicht so recht, weshalb ich, zum Verdruß der andern, einen Gynäkologen aufsuchen wollte. Der Rücken, der rechte Arm, der Darm, der Magen, alle diese Teile meiner selbst, an die ich nie besonders gedacht habe, bevölkern mein Bewußtsein und lassen mich Stunden der dümmsten Befürchtungen verbringen. Habe ich ein Magengeschwür? Habe ich eine Metastase im Nacken? Seit man meine Eierstöcke bestrahlt hat, verspüre ich im Unterleib immer wieder diffuse Schmerzen. Ebenso in der linken Brust. Was ist mit den Wechseljahren, die man mir als Belanglosigkeit dargestellt hat?

Auch was die Beziehung zu Erich betrifft, bin ich am Schwimmen. Was habe ich mit meiner Unabhängigkeit gemacht? Ich bin immer auf ihn angewiesen, und wenn es nur darum geht, daß er mich hier- oder dorthin fährt, weil ich zu zerstreut bin, um selber zu fahren. Es kommt auch vor, daß ich mich verloren fühle, wenn er nicht da ist. Ist es wegen der Krankheit? Oder bin ich zu schwach, um mich über das tiefe Bedürfnis nach Verschmelzung mit dem andern, das mich durch mein ganzes bisheriges Liebesleben hindurch verfolgt hat (und mir immer Angst gemacht hat), selbst zu belügen?

Neulich, an einem Abend, hatten wir eine Diskussion, in deren Verlauf ich ihm vorwarf, seiner Arbeit auf Kosten seiner und auch meiner Bedürfnisse zu viel Gewicht beizumessen.

– Weshalb kommen bei den Männern Arbeit und Entfremdung immer vor dem Gefühlsleben? Weshalb messen Frauen der Liebe, den Kindern erstrangige Bedeutung zu? Weshalb sind wir viel eher bereit, auf unsere Gefühle zu hören?

— So sind wir von der Gesellschaft programmiert worden, die einen wie die andern, das ist alles, was ich darauf antworten kann. Und eine Ausrede ist das nicht. Aber man muß auch sagen, daß es sehr schwierig ist, den einmal eingeschlagenen Weg zu verlassen, wenn man anfängt zu begreifen, wie es läuft.

Das ist wahr. Aber ich war immer bestrebt, dieses von IHNEN bestimmte »Schicksal« abzulehnen, immer wollte ich in meinem Glashaus wissen, »*wer ich war*«. Ein Glashaus, dessen Scheiben auch heute noch undurchsichtig sind. Mein Körper bemächtigt sich des Geistes, meine Gefühle lassen mein Fleisch erzittern. Ich möchte . . . ich möchte . . . ich möchte ALLES, dabei sitze ich da, gefangen in einem Gehäuse, über das ich keine Kontrolle habe, mit so starken Schmerzen im rechten Arm, daß ich kaum schreiben kann, mit einem Klotz im Bauch, darauf wartend, daß ein Fremder (der Gynäkologe zwar, aber deshalb nicht weniger fremd) mir sagt, wo meine Grenzen liegen.

Endlich komme ich dran.

Ich erkläre ihm mein Problem. Er macht einen freundlichen, aufmerksamen und kühlen Eindruck. Wahrscheinlich ist er sehr kompetent. Er bittet mich ins Untersuchungszimmer, tastet die Gebärmutter ab.

— Mm . . . mmm . . . sieht so aus, als ob Ihre Eierstöcke noch immer aktiv sind, sie sekretieren immer noch . . .

— Aber . . .

Das hört sich eher wie ein Seufzer an. Ich habe das hoffentlich nicht umsonst über mich ergehen lassen, oder? All die Ängste, all die Konsultationen, die langen Wartezeiten . . .

Er untersucht noch immer.

– Mm . . . da ist etwas . . .

Er schaut mich nicht an, er konzentriert sich auf seine Arbeit. Dann zieht er endlich seine Hand zurück, streift den Handschuh ab und sagt:

– Sie haben eine Zyste auf dem linken Eierstock. So groß.

Er deutet die Größe eines kleinen Eis an.

– Eine Zyste?

– Hat man Ihnen das nie gesagt?

– Nein, aber bis jetzt hat mich auch noch niemand so untersucht, wie Sie es eben getan haben.

– In dem Fall müssen wir beobachten, wie sich das entwickelt. Kommen Sie in drei Wochen wieder.

– Sind Sie sicher, daß es nicht eine Metastase ist?

– Absolut sicher ist man natürlich nie. Doch es sieht wirklich ganz nach Zyste aus. Es ist glatt, weich. Die Metastasen sind hart, gleiten nicht unter den Fingern.

– Sind Sie sicher, daß Sie mir nicht etwas verbergen?

Er lächelt.

– Nein. Wenn ich dächte, es sei eine Metastase, würde ich es Ihnen sagen. Ich bin da, um Ihnen zu helfen. Wir müssen jetzt sehen, wie sich diese Zyste entwickelt, ob sie sich überhaupt entwickelt, und dazu muß ich in regelmäßigen Abständen Kontrollen vornehmen.

– Muß sie operiert werden?

– Nicht unbedingt. Wenn sie größer wird, vielleicht. Aber ich habe Patientinnen, die ich seit Jahren überwache. Je nach Fall braucht es alle drei oder alle sechs Monate eine Kontrolle. Jetzt wollen wir in drei Wochen einmal sehen, ob sich die Zyste verändert oder nicht. Und wir nehmen Ihnen etwas Blut, um festzustellen, wieviel Hormon Sie noch produzieren.

Erst während der Blutentnahme beginne ich zu verstehen und zu zittern. Wenn »sie sich verändert«, muß operiert werden . . . Wenn meine Eierstöcke noch funktionieren, müssen sie herausgenommen werden. Ich glaube, die Schwester hat bemerkt, wie ich zittere, körperlich. Sie sagt etwas Beruhigendes.

— Abgesehen davon, eine Zyste zu operieren, ist wirklich nicht der Rede wert.

Ich gehe.

Zu Fuß bis ans Bellevue hinunter, wo ich das Tram nehmen will. Und ganz plötzlich geht es nicht mehr. Ich zittere, daß mir die Zähne klappern. Innerlich schreie ich. Ich sehe nichts mehr. Ich muß mich setzen. Ich muß mich absondern. Ich will nicht allein sein. Eine Verstümmelung mehr ...

Ich stürze in eine Telefonzelle. Ich klammere mich an die Telefonbücher. Irgend jemand — schnell. Ich rufe einen Freund an. Erich ist in Rom auf Reportage, was meine Panik noch schlimmer macht. Zufällig ist Eugen, der Freund, dessen Nummer ich eingestellt habe, zu Hause.

Ich schaffe es gerade noch, ihm klarzumachen, daß ich ihn sofort sehen muß, dann versinkt meine Stimme im Körper, alle Dämme brechen, ich weine, kann seine drängenden Fragen nicht beantworten:

— Wo bist du denn? Sag doch, ich komme dich holen. Wo ... ?

— Ich ... ich ...

— Ist etwas Schlimmes geschehen?

— ...

— Sag mir, wo du bist, ich komme.

— ... ich ... ich ...

— Ja?

— Ich bin am Bellevue, und man hat mir soeben gesagt, ich habe eine Zyste am Eierstock, und es könnte schlimmstenfalls auch eine Metastase sein ...

— Verdammte Scheiße. Ich komme und hole dich.

— Nein ... nein ... ich ... ich wollte das Tram nehmen ... aber dann ... ich werde ... ich nehme ein Taxi ... wenn du ... zu Hause bist ...

Während ich unsicheren Schrittes zum Taxi-Standplatz gehe, habe ich vage das Gefühl, mein Körper habe keine Wirklichkeit mehr. Verschwommen stelle ich fest, daß ich in einer verzweifelten Situation, die direkt mit meinem Frausein zu tun hat, zum erstenmal einen Mann anrufe, einfach so, instinktiv . . . Und verwirrt sage ich mir, daß ich es satt habe, diese Dinge »unter uns Frauen« zu erleben. Das geht uns alle etwas an.

Auch im Taxi funktioniert mein Gehirn in der einen und mein Körper in einer andern Richtung. Ich tue mir keinen Zwang an und heule fürchterlich, der Chauffeur vor mir erlebt so etwas bestimmt nicht zum erstenmal und kümmert sich nur um den Verkehr. Gleichzeitig sage ich mir, daß ich, sollte ich jetzt ein zweitesmal operiert werden, nicht mehr standhalten könnte und dem Krebs nachgeben würde. In Situationen mit aufsteigender Tendenz habe ich es immer geschafft, standhaft zu bleiben. Sobald aber der aufsteigenden Linie etwas entgegenwirkte, machte ich unverzüglich schlapp.

Jetzt weine ich in den Armen Eugens, der nicht weiß, was er sagen soll, und immer wiederholt:

– Anne . . . Anne . . . Anne . . .

und mir dazu über die Haare streichelt.

Ich will nicht krank sein, das geht einfach nicht, man verlangt zu viel auf einmal von mir. Ich ziehe es vor zu sterben, als mit ansehen zu müssen, wie man mir Stück um Stück mein Fleisch wegnimmt, ich kann nicht mehr nicht mehr nicht mehr.

– Wir müssen stark sein jetzt.

Nach dem Ton seiner Stimme zu schließen, hat auch Eugen die Tränen zuvorderst.

– Weißt du, sage ich später (er hat eine Omelette gemacht für mich), dieser Krankheit gegenüber mache ich dieselbe, falsche Überlegung, die ich machte, als ich mich in der Politik zu engagieren begann. Anfänglich glaubte ich, es würde genügen, die Absurdität und die Grausamkeit des Kapitals darzulegen, und alle vernünftigen Leute würden es verstehen. So war es nicht. Ich habe nicht einmal gesehen, daß es andere vor mir schon sehr gut erklärt hatten und es auch nicht genügte. Dann, sagte ich mir, muß man es ihnen eben ZEIGEN. Nach außen wurde ich eine emanzipierte Frau, laut und gefahrvoll engagierte ich mich zunächst für die Algerier, dann für Vietnam und schließlich für mich. Die Banken stehen noch am selben Ort. MAN fährt immer noch Mercedes und trägt immer noch Alpaka-Anzüge. Es brauchte zehn Jahre geduldigen politischen Kampfes, um festzustellen, daß ich mich gründlich geirrt hatte. Ich habe immer den Kampf für die Freiheit mit der Freiheit selbst verwechselt. Erst sehr spät habe ich begriffen, daß Wille und gutes Beispiel allein nicht genügen. Jetzt ist es wieder so. Ich habe dem Tod eine Brust geopfert und geglaubt: Der Tod und die Krankheit, seine Botschafterin, werden mich jetzt in Ruhe lassen, ich habe bezahlt. Aber der Kampf um Genesung ist nicht Genesung selbst. Und wie soll man von einer amputierten Brust geheilt werden?

– Wir sind Widerstandskämpfer auf allen Gebieten, sagte Eugen.

Ja, Guerillas des Geistes.

> »Kämpfer der Bindewörter
> Saboteure der Syntax
> Piraten des Reims
> Schützen der Konjugation
> Kanoniere der Metapher
> Proletarier der Grammatik
> ABTRETEN!«

klingt das Echo von Rogers Lied.

abtreten
abtreten
ABTRETEN
ABTRETEN

Dieses Gewebe von Gewohnheiten zerreißen, die Nester der Vorurteile ausräumen, im Untergrund der verbotenen Gedanken verschwinden ... Ich, Guerillakämpferin meines Körpers, ich jage die Krankheit, ich verfolge meine Ängste, ich schreie.

Das genügt nicht, um gesund zu werden. Die Welt bleibt hartnäckig.

Das Bürgerliche will mich zerstören. Berufsverbot, obskure Kürzungen der Spitalkredite, gefährliche Hormone zur Schwangerschaftsverhütung, die den Aktionären Gewinn und mir den Krebs und uns die eisernen Klauen des Todes bringen.

Im Spital habe ich eine Schwester kennengelernt, die ich mag und der ich mich hin und wieder anvertraue. Ich erzähle ihr meine Ängste und Schwierigkeiten. Sie hat mich überredet, einen Psychiater aufzusuchen.

– Er ist Spezialist für postoperative Schocks. Sie können nicht einfach so weitermachen und sich von jeder Kleinigkeit durcheinanderbringen lassen. Sie brauchen Hilfe. Sie MÜSSEN den Mut haben, darum zu bitten!

– Aber ich bin eine erwachsene Person, ich sollte ...

– Das ist nicht eine Frage des Erwachsenseins. Sie sind verzweifelt, kein Wunder. Sie haben Schweres durchgemacht. Und es gibt da einen Mann, der sich um solche Fälle kümmert. Gehen Sie hin. Wenn es nicht funktioniert ... nun gut, dann halt nicht.

Ich bin gegangen. Ein erstesmal, noch bevor ich von dieser Zyste wußte. Ich fühlte mich ziemlich gut, ich habe ihm ein klares, sauberes Bild meines Lebens und meiner analytischen Vorgeschichte geliefert.

Acht Tage später suche ich ihn wieder auf. Einen Tag nach dem Gynäkologen.

Unterdessen habe ich alle »meine« Ärzte konsultiert.

Der Onkologe in Lausanne hat mir geraten:

– Lassen Sie sich die Eierstöcke entfernen. Mit dieser Zyste obendrein ist es wirklich nicht schade darum.

Der Chirurg:

– Wenn es sich als notwendig erweist, mach kein Drama daraus. Nimm deine Organe weniger ernst.

Ich kann nicht. Auch wenn ich weiß, daß meine Gebärmutter tot ist, ich kann nicht. Soeben hat mich auch der Röntgenarzt beschworen:

– Wären Sie meine Frau, meine Mutter, meine Schwester, schon heute nachmittag lägen Sie auf dem Schragen.

Ich komme zum Psychiater, und noch vor dem ersten Wort breche ich wieder in Tränen aus.

Als ich endlich reden kann:

– Was gibt es da eigentlich zu weinen? Worüber beklage ich mich denn? Ich habe diese Gebärmutter nie gewollt. Ich selber habe sie im Alter von acht Jahren in ihrer Weiterentwicklung gestoppt. Jetzt ihretwegen Tränen zu vergießen ist absurd. Bestrahlt wie sie ist . . .

– Und trotzdem ist Sie Ihnen kostbar . . .

– Es ist dieses Gefühl, nach und nach meines Körpers beraubt, meiner eigentlichen Bestimmung, meiner Zeit enteignet zu werden.

Jedermann in meiner Umgebung entscheidet, und dieses »Jedermann« ist dieselbe Ärzteschaft, die sich in meinem Fall dauernd geirrt hat. In unseren Fällen. Weshalb sollte ich ihnen vertrauen? Krebs ist nicht Schicksal! Gestern habe ich gelesen, zwei Drittel der Bevölkerung sterbe an Krebs oder Herz-Kreislauf-Krankheiten. Jede zweite Person erkrankt an Krebs. Jede zweite! Weshalb sollte ich mich damit abfinden?

Bis jetzt fühlte ich mich fast schuldig, krank zu sein.

Aber es ist IHRE Krankheit, nicht meine. Genug jetzt mit dieser Verschwörung des Schweigens. Man hat Krebs und schämt sich, wortlos läßt man sich durch die Mühle drehen. Nun, ihr könnt nicht mehr mit mir rechnen! Ich werde mich nicht einfach so operieren lassen. Ich werde sagen, daß der Krebs das Resultat einer faulen Gesellschaft ist. Eine von zwei Personen! Die Revolution muß doch stattfinden, sofort!

Das habe ich schon früher gesagt. Aber jetzt erlebe ich es. Ich werde nicht aufgeben.

Die einzige Heilung, auf die ich hoffen kann, sehe ich darin: schreien, neu anfangen – endlich fähig sein, laut herauszubrüllen, ich bin in der Scheiße. Gold-Scheiße. Atom-Scheiße. Kohlenwasserstoff-Scheiße. Eiszeit-Scheiße der Gefühle. Die Scheiße an den Pranger stellen – das ist der einzige Weg, der Heilung bringt. Heilung nicht im Sinne von »mit dem Krebs fertig werden«, sondern Heilung von einer ganzen Erziehung, von einem ganzen Leben der Schweigsamkeit, der unterdrückten, geschminkten, wohlklingenden Worte. Ich höre auf, meine Verzweiflung mit Seidenstrümpfen und Lackschuhen auszustaffieren.

Ich bin ein Sträfling, und es fällt mir nicht ein, meine Ketten mit Blumen und Diamanten zu schmücken.

Ein Gefängnis taucht übrigens dauernd in meinen Träumen auf. Vier Monate vor der Operation träumte ich davon und dann vier Wochen danach, in zwei Bildern, die sich gegenseitig entsprechen.

Im ersten war ich Gefangene eines sehr mächtigen und sehr grausamen Menschenfressers, der ein altes Schloß bewohnte. Was er am liebsten hat, ist zuzusehen, wie seine Opfer eines langsamen Todes sterben. Er hat die Züge von Peter Ustinov.

Ich befinde mich machtlos in einer Art Folterkammer, und mir ist klar, daß ich die Hinrichtung eines Opfers werde mitansehen müssen, man hat es bereits auf dem

Operationstisch festgebunden, er steht mitten im Raum, gerade vor dem Kamin, wo man die Instrumente erhitzt. Ich bin starr vor Schrecken, doch ich weiß, ein einziges Wort, die geringste Bewegung würden mein Todesurteil bedeuten.

Während ich mich noch frage, wie ich dies überstehen soll, nähert sich jemand und bittet drei von uns, zur Polizei zu gehen und jene administrativen Schritte einzuleiten, die es braucht, um die Person auf dem Tisch problemlos töten zu können. Man scheint davon auszugehen, daß wir mit dem einverstanden sind, was vor sich geht, und nichts verraten werden. Ich frage mich, ob den andern klar ist, daß wir morgen diejenigen sein können, die sterben sollen. Es sieht nicht danach aus, aber ich sage mir, daß sie sich wahrscheinlich sehr gut tarnen. Auf jeden Fall beeile ich mich, den Auftrag anzunehmen, weil ich mir dabei eine Möglichkeit zur Flucht ausrechne.

Wir stehen vor dem Rathaus. Noch bevor wir unser Vorhaben in Angriff nehmen können, holt uns jemand vom Schloß ein, um auszurichten, es sei nicht mehr nötig. Daß wir bereit sind zurückzukehren, scheint selbstverständlich. Und niemand wird mißtrauisch, als ich sage, ich würde lieber zu Fuß gehen.

Ich bin also unterwegs, gehe auf einer Straße, in Begleitung einer der Frauen. Wir haben die Wahl, rechts (Richtung Schloß) oder links (Richtung Freiheit) zu gehen. In einem möglichst natürlichen Tonfall schlage ich vor:

– Komm, gehen wir nach links, wir kehren nicht zum Schloß zurück.

Die andere Frau ist entsetzt, und ich begreife, daß ich allein werde gehen müssen. Ich zögere nicht und mache mich auf den Weg. Ich gehe so schnell ich kann, ich brauche einen Vorsprung.

Und so geht mein Leben weiter. Ich schlage Seitenwege ein, um mich nicht vom Menschenfresser und seinen Häschern erwischen zu lassen. Ich lebe mehr oder weniger im Verborgenen, arbeiten kann ich nicht, wenn ich nicht meinen Namen preisgeben will. Ich trage ein Tailleur, und mein ganzes Gepäck besteht aus einer Handtasche mit einem Slip zum Wechseln, einer Zahnbürste und einem kleinen Regenschirm als Wetterschutz darin. Eigentlich brauchte ich zwei Regenschirme, aber ich muß mich mit einem zufriedengeben.

Ich komme an sehr schönen Orten vorbei, an einem alten Bauernhof etwa, den ich noch deutlich vor mir sehe. Die Bauersleute geben mir zu essen und verstecken mich. Ich sage mir immer wieder:

– Der Menschenfresser wird mich vielleicht erwischen, aber dieses Vergnügen wird er mir nicht nehmen können.

Schließlich, nachdem ich sehr alt geworden bin, verheirate ich mich, um meinen Namen vor allen geheimhalten zu können, und das erlaubt mir, wieder zu arbeiten wie ich will.

Heute bin ich überzeugt, daß damals, auf den Tag genau sechzehn Wochen vor meiner Operation, soeben die Entwicklung meines Krebses eingesetzt hatte (oder einzusetzen im Begriff war), daß mein Unterbewußtsein es wußte, daß es sich ein Stück weit dagegen wehrte, zum vorneherein aber die (Noch-)Abstraktion eines ganzen Lebens auf Bewährung akzeptierte.

Nichts mehr von alldem im Juli, unmittelbar nachdem ich beim Gynäkologen gewesen bin.

Diesmal befinde ich mich in einem Frauengefängnis in Paris, dessen Innengeographie jedoch jenem Internat in Mailand entspricht, wo man mich im Alter von zehn Jahren hingebracht hatte.

Ich habe eine Gefängnisstrafe von drei Monaten abzusitzen, ich wurde verurteilt, weil ich zu essen verlangt hatte. Meine Zelle teile ich mit einer andern Frau. Wir verlieben uns. Wir beschließen, uns so lange nicht zu lieben, als wir nicht allein und vor den Aufsehern sicher sein können. Die Entdeckung meiner Homosexualität entzückt mich. Meine Freundin wird früher entlassen werden als ich. Deshalb hat sie das Recht, jetzt schon draußen einen Abendkurs zu besuchen. Ich begleite sie bis zur Pforte.

Der vierzehnte Juli* steht bevor. Im Gefängnis wird ein Fest mit Cabaret und Chansons vorbereitet. Meine Freundin muß weg für ihren Kurs. Wie gewohnt, begleite ich sie. Wir stellen fest, daß die Aufsichtsschwester im Durcheinander der Festvorbereitungen nicht auf ihrem Posten ist. Meine Freundin fordert mich auf, mit ihr zu gehen. Auch draußen wird gefeiert, der vierzehnte Juli in Paris. Wir befinden uns in der Nähe des Eiffelturms. Beim Hinausgehen wird mir klar, daß es viel einfacher ist, wegzugehen als zu bleiben. Ich habe Angst, nicht fähig zu sein, zurückzukommen.

Wir verstecken uns im Gebüsch. Wir lieben uns. Der Rest ist unklar. Nur ein deutliches Bild ist geblieben: Während ich sie streichelte, verwandelte sie sich in Erich.

Nachher gehen wir spazieren. Wir sehen viele Polizisten mit Pellerine und Képi. Ich denke: Sie interessieren sich nicht für mich, weil meine Flucht noch nicht durchgegeben worden ist. Wenn dies erst einmal der Fall ist, werden sie alle meine Feinde sein.

Und ganz plötzlich sage ich:

– Ich habe noch zwei Wochen abzusitzen. Bleibe ich draußen, werde ich auf immer eine Entflohene sein, mache ich aber die zwei Wochen noch, werde ich anschließend frei sein.

Und ich gehe zurück.

Meine Freundin ist definitiv entlassen worden. Niemand hat meine Abwesenheit bemerkt, die Festdarbietungen gehen eben zu Ende.

Ich sitze meine letzten zwei Wochen ab. Eines Sonntags

---

* Französischer Nationalfeiertag.

bei Tisch (wir befinden uns im Refektorium ebendieses Internats) erklärt mir die Schwester, meine Zeit sei vorüber. Ich kann gehen. Sie äußert ihre Überzeugung, daß ich bestimmt keine »Dummheiten« mehr machen werde. Ich sage: Nein, jetzt habe ich Freunde, die mich erwarten, um mir zu essen zu geben. Ich denke vor allem an meine Freundin.

Ich verlasse das Gefängnis und befinde mich vor dem Lift in den Gängen des Grand Hotels von Locarno. Eine andere Tür öffnet sich, und ich sehe, wie Ursula, eine Freundin, mir mit einem großen Strauß roter Rosen entgegenkommt. Sie reicht sie mir und sagt:
– Willkommen in der Freiheit.

Ich bin so überwältigt, daß ich in Tränen ausbreche und mich ihr um den Hals werfe. Verwirrt sage ich mir, es schicke sich nicht, vor andern zu weinen. Und dann füge ich hinzu: und wenn schon, mir ist ums Weinen, dann weine ich halt. Und während ich weiterschluchze, stelle ich fest, daß es trotz allem möglich ist.

Ich erwache. Tränen überströmen mein Gesicht, ich habe ein unwahrscheinliches Gefühl der Befreiung.

Ganz anders als damals vor der Krankheit.

Damals war mein Ich gespalten: Ein Teil ließ sich foltern und akzeptierte, ein Leben lang gefangen zu sein, der andere Teil nahm in Kauf, bis zum Tod als Entflohene zu leben.

Jetzt habe ich keine Zeit mehr. Ich muß mich wieder in den Griff bekommen, und dieser Traum drückt aus, wie notwendig das ist. Was von mir übrigbleibt, muß ein GANZES sein.

Nur etwas liegt mir am Herzen: Dieser Krebs möge mich in Ruhe lassen. Ich wage nicht, die Behandlung abzubrechen, denn ich habe das Gefühl, zu sehr das Schicksal damit herauszufordern. Aber ich revoltiere gegen jeden Spitalbesuch, jede Spritze, jede Pille. Und obwohl ich es nicht wage – ich habe mich auf das Spiel mit den Zytostatika eingelassen –, habe ich dauernd Lust, mit allem aufzuhören. Sterben? Jetzt, da drei Viertel meines Lebens von der Anti-Krebsbehandlung vergiftet sind? Wenn dem so ist, auf und davon, leben, ohne einen Gedanken an ärztliche Behandlungen zu verschwenden.

Sterben, weil ich die Medikamente nicht genommen habe?

Das Schlimme an dieser Scheiße ist, nichts zu wissen. Nicht zu wissen, ob der Krebs in mir noch existiert oder nicht.

Nicht zu wissen, ob die Zellen die Sprache meines Willens verstehen.

Der Analytiker:

– Als Sie sich als Kind weigerten, eine Frau zu werden, haben Sie verstanden, und Ihre Gebärmutter blieb klein. Weshalb also sollten Sie jetzt nicht verstehen?

– Gewisse Ärzte aber sagen, Psychologie habe damit nichts zu tun . . .

– Das ist zu einfach, und Sie wissen das sehr wohl.

Einverstanden.

Seit dem ersten Tag betont jedermann, wie sehr es auf meinen Willen ankomme. Also? Wirklichkeit ist – einmal mehr –, daß man es nicht weiß. Daß ICH es nicht weiß.

Das beste wäre natürlich aufzuhören, mir Fragen zu stellen. Jetzt mein Jetzt zu leben. Leicht gesagt. Einreden tue ich mir das schon seit geraumer Zeit.

Doch trage ich eine Struktur in mir (sie ist inzwischen negativ geworden, hat mir aber in gewissen Augenblicken doch das Überleben ermöglicht), die ist so alt, daß sie steif und rostig geworden ist. Sie ist fast nicht mehr wegzubringen. Diese Struktur ist ein Reflex, der mich jedesmal, wenn die Gegenwart unerträglich geworden war, Dinge sagen ließ wie »eines Tages wird mein Prinz kommen«, oder »später werde ich es wissen«, oder »wenn ich einmal groß bin«.

Diesmal klappt das nicht mehr. Seit mehr als einem Jahr weiß ich jetzt bewußt, daß einem, wenn man sich auf die Zukunft vertröstet, die Wirklichkeit entgleitet. Eigentlich habe ich es schon vor dem Krebs gewußt, nur konnte ich nicht wirklich etwas damit anfangen.

Aber jetzt habe ich keine andere Wahl mehr.

Vorher konnte ich trotz meiner vierzig Jahre immer tun, als ob ich »unsterblich« wäre. Heute ist meine Vergangenheit gestört. Heute belasten Hypotheken meine Zukunft.

Eine von fünf Frauen mit Brustkrebs im zweiten Stadium, wie ich, stirbt innert zwei Jahren. Eine von zweien innert fünf Jahren. Die Behandlungen, denen man mich unterzieht, bewirken eine Reduktion dieser Rate, man glaubt damit zu erreichen, daß »nur« noch eine von zehn Frauen innert fünf Jahren stirbt. Die andern überleben wesentlich länger. »Du hast jetzt eine gute Überlebenschance von fünfzehn Jahren«, sagte der Chirurg.

An gewissen Tagen schaffe ich es, diesen Problemen auszuweichen, indem ich mir sage, »du hast bezahlt jetzt, die Zeiten, wo du auf der falschen Seite der Statistik standest, sind vorbei. Jetzt werde ich die Frau von zweien sein, die überhaupt keine Krebsrückfälle hat, ich akzeptiere diese Behandlung, um sicher zu sein, aber nötig habe ich sie eigentlich nicht.«

An andern Tagen sage ich mir, daß ich nicht mehr viel Zeit habe, daß ich dieses Buch sehr schnell fertigstellen müsse. Ich sage mir, daß ich in der kurzen Zeit, die mir zum Leben noch bleibt, GUT leben will. Und (zum erstenmal wahrscheinlich) es gelingt mir, mich kopfüber in das JETZT zu stürzen. Es bleibt mir gar nichts anderes übrig.

Denn bevor ich werde nachweisen können, daß die Medikamente, mein Wille und meine Zellen mich geheilt haben (und für den Fall, daß es *nicht* gelingt), will ich den Weg meiner Selbsterkenntnis vollendet haben. Es ist nicht so wichtig, ob ein(e) Freund(in) mir erst auf dem Sterbebett sagt: »Willkommen in der Freiheit.« Ich möchte einfach, daß es geschieht.

Rationales Denken ist nicht das Non-plus-Ultra.
   Kein schlimmerer Hinterhalt als das *Folglich*.
   Ich denke, folglich bin ich.
   Ja, aber eben.
   Nicht jedermann kann sich den Luxus des Denkens leisten.
   Die Unterernährten, gibt es die etwa nicht?
   Und ich?
   Seit fünfunddreißig Jahren denke ich, ohne zu existieren. Wie die meisten Leute übrigens.
   Reichtum? Macht? Ehren? Materielle Sicherheit? Existieren wir, wenn das unser einziger Horizont ist?
   Nein.
   Als lebende Individuen gibt es uns nicht. Wir werden zum Räderwerk in der Geldscheißermaschine. Wir sind (absichtlich oder gezwungenermaßen) Komplizen der Geier von Santiago, der Schlächter von Managua, der Hyänen von Teheran.
   Um zu existieren, reicht Denken allein nicht aus. Um zu denken, genügt es nicht, zu existieren. Das rationale Denken sieht sich hier der Tatsache seines Versagens gegenübergestellt.
   Es gibt Dinge, die lassen sich nicht in diese Kategorien einordnen. Sie stellen sie in Abrede. Doch vorhanden sind sie deswegen nicht minder.
   Die Gynäkologin hat mir erklärt, meine rechte Brust sei normal. Sie ist Ärztin, sie muß es *folglich* wissen.
   Scheiße!
   ICH WUSSTE es. Ich. Aufgrund einer Ahnung, die durch keinen rationalen Gedanken zu begründen war (ich hatte nicht einmal Schmerzen).
   Am zweiten März um zwanzig vor drei habe ich die ra-

tionale Epoche hinter mir gelassen, bin ich in die Ära der Dialektik eingetreten. Gut – schlecht. Weiß – schwarz. Richtig – falsch. Was soll denn das? So einfach ist das nicht.

– Zwei weniger zwei gibt nicht null, stellt Erich fest. Zwei weniger zwei, das gibt zwei hier und zwei anderswo.

Wir müssen noch einmal von vorne anfangen.

Mit dieser Erkenntnis mache ich mich auf, Bereiche auszukundschaften, die von der Vernunft vernachlässigt worden sind.

Auf diesem Weg bin ich auf die Astrologie gestoßen.

Und auf diesem Weg habe ich einen Mann, den ich noch nie zuvor gesehen habe, gebeten, mein Horoskop zu machen.

Vor einem Jahr hätte ich über eine solche Idee gelacht. Heute fehlt mir die Zeit, mich mit Vorurteilen abzugeben. Alle Wege sind gut, um sich kennenzulernen. Anne in ihren Sternen und nicht in ihren Überlegungen. Warum nicht? Ich bin ganz einfach neugierig.

Der Herr, bei dem ich an einem sonnigen Samstagnachmittag aufkreuze, läßt mich an einen Weisen denken. Er ist sehr sanft. Sogleich erklärt er, er sei nicht in der Lage, mir die Zukunft vorauszusagen, es könne nur darum gehen, mir zu helfen, mich besser kennenzulernen und die Möglichkeiten meines Geburtshimmels zu nutzen.

– Es gibt kaum jemanden, der nicht entwicklungsfähig wäre. Ich kann nur Richtungen angeben.

Er weiß nichts über mich. Ich habe ihm nur Geburtstag und Geburtsstunde angegeben, sonst nichts.

Ich bin überrascht, wie viele Papiere er vor sich liegen hat. Er sieht meinen Blick:

– Ihr Horoskop ist sehr interessant, es hat mir viel Arbeit gemacht. Eine Vielzahl an Berechnungen waren nötig, und es war nicht einfach, sie zu interpretieren.

Er fängt an.

Beim dritten Satz etwa begreife ich, weshalb ich zuvor Angst gehabt habe zu kommen. Hätte man mir solche Dinge vor fünf Jahren gesagt, wäre ich zusammengebrochen.

In der Tat:

– Sie sind eine sehr weibliche Person. Sie sind im Zeichen der Jungfrau geboren. Ihr Aszendent ist der Wassermann, doch der Akzent liegt auf dem Weiblichen: vier Planeten sind Erdzeichen. Ihre Jahreszeit schließlich ist der Sommer. Sie sind gewissermaßen dreimal weiblich.

Dabei wollte ich mein ganzes bisheriges Leben lang ein Mann sein!

– Ihre wichtigsten Kräfte sind jene der Jungfrau, des Merkur und des Neptun. Ihre geistige Welt und Ihre Persönlichkeit stehen sich sehr nahe. Ich würde sagen, Ihre Persönlichkeit steht im Mittelpunkt Ihrer Tätigkeiten. Ihr Element Wassermann gibt Ihnen große geistige Beweglichkeit, große Geschmeidigkeit. Die Jungfrau veranlaßt Sie, zu analysieren, sich um Ihren Körper zu kümmern. Diese »nüchterne« Seite Ihrer Persönlichkeit verbindet sich mit Ihrem Bestreben, Grenzen zu überschreiten, das Mögliche zu überbieten. Sie leben wie ein Pendel zwischen der Wirklichkeit und der Utopie einer nicht vorhandenen Welt. Ihre Vorstellungskraft ist sehr aktiv. Die Gegensätze zwischen Wirklichkeit und Vorstellung stören Sie nicht. Ein Teil von Ihnen ist völlig nach innen gerichtet. Und der andere völlig nach außen. Solche Mischungen sind selten.

Ihrer sogenannten zweiten Persönlichkeit (jene, die man sich aufgrund seiner sozialen Stellung schafft) fehlt jeder Ehrgeiz. Kein einziger Planet steht im Haus der gesellschaftlichen Ambitionen ...

– Ich bin froh, daß endlich jemand darauf gekommen ist!

– Warum, hält man Sie für ehrgeizig?

– Ja. Ich brauche nur mit lauter und deutlicher Stimme

etwas zu sagen, und schon denken die Leute, ich wolle alles an mich reißen. Aber für mich trifft das nicht zu.

– Ganz ohne Zweifel. Man braucht bloß einen Blick auf Ihren Himmel zu werfen. Wer solche Dinge von Ihnen behauptet, kennt Sie ganz einfach nicht.

– Sie sprachen von der zweiten Persönlichkeit . . .

– Wichtig für Sie ist die Gruppe. Die Familie ist zweitrangig. Die Freunde jedoch sind für Sie von höchster Wichtigkeit. Das gleiche gilt für Ihren Partner – er ist gewissermaßen Ihr strategischer Mittelpunkt. Sie neigen trotz Ihres von Ihrer Introvertiertheit herkommenden Bedürfnisses nach Isolation dazu, Ihr Schicksal von der nach außen gerichteten Seite her in die Hand zu nehmen. Sie schaffen etwas von innen nach außen.

Ich frage mich flüchtig, ob er wohl weiß, daß ich schreibe.

Er zeigt mir den Tierkreis:

– Sehen Sie, alle Ihre Planeten stehen praktisch am gleichen Ort. Nur einer steht hier, gegenüber. Daraus geht hervor, daß Ihr »Du« außerordentlich betont ist. Ihr »Ich« wird von Saturn gebremst. Ihre Kindheit war bestimmt schwierig und reich an Entbehrungen. Was Sie heute sind, ist Ihnen nicht geschenkt worden. Sie waren auf sich selbst, auf Ihre Fäuste angewiesen. In dieser Entwicklung waren Freunde von größter Bedeutung.

Da sagt er mir nichts Neues. Seit mehr als dreißig Jahren sind meine Freunde Ersatz für die nicht vorhandene Familie gewesen.

– . . . Sie nehmen die Welt zuerst durch Dinge und erst in zweiter Linie durch Leute wahr. Ihre Arbeiten sind von Höhen und Tiefen gekennzeichnet. Sie haben eine starke konstruktive Seite, aber leicht ist es nicht.

Auch das ist mir nicht neu. Wie immer auch meine Sterne stehen, ich bin zur Passivität erzogen worden. Während Jahren war das in meinen Augen einzig erlaubte »Konstruktive«, ein Kind auf die Welt zu stellen.

— Ich gehe jetzt zur Interpretation über.

— Ach so . . . (er hat noch *mehr* zu sagen???) Das entnehmen Sie wirklich alles meinem Geburtshimmel?

— Ja, natürlich.

— Ja, aber . . . Heißt das, daß alle Leute, die am gleichen Ort und zur gleichen Zeit zur Welt gekommen sind wie ich, gleich sind?

Er lacht offen heraus.

— Typische Frage einer Jungfrau! Meine Antwort lautet ja und nein. Der Himmel macht nicht alles aus. Das soziale Milieu, in welches ein Kind hineingeboren wird, ist ebenso wichtig.

Er macht eine Handbewegung, als ob er das bisher Gesagte unterstreichen wollte.

— Ich kann nur auf Möglichkeiten und Tendenzen hinweisen. Teilweise haben Sie in Übereinstimmung mit diesen Tendenzen gelebt und teilweise nicht.

— Nun, bis jetzt gab es nicht allzuviel von diesem »teilweise nicht« . . .

Er fängt an mit seinen Interpretationen. Ich versuche fieberhaft, alles aufzuschreiben, was er sagt. Doch er spricht deutsch, und ich muß erst alles im Kopf übersetzen. Das bremst. Aus Stichwörtern und Erinnerungsbruchstücken ergeben sich immerhin zwei, drei Hauptlinien. Unter verschiedenen Gesichtspunkten beschreibt er meine methodische Seite.

— Sie haben ein großes Bedürfnis nach Organisation, sagt er. Sie denken nach, bevor Sie etwas tun, das ist eine Notwendigkeit. Sie neigen zu Objektivität. Ihre Jungfrau-Seite ist diejenige des nüchternen Beobachtens, Sie handeln erst nach einer methodischen Überprüfung der Situation, mit höchster Sparsamkeit beim Einsatz der Mittel. Wenn Sie etwas als notwendig erkannt haben, handeln Sie immer. Ihre Kraft liegt übrigens im Verstehen Ihrer Lage, Unkenntnis verunsichert Sie. Wo Ihr Sein im Mittelpunkt steht, kommt für Sie Improvisation nicht in

Frage. Bestimmt ist es Ihre Wirkungskraft in solchen Situationen, was andere dazu veranlaßt, Sie als pedantische, perfektionistische und sogar streberische Person zu sehen.

– Das ist ein Punkt, in welchem ich mich kaum wiedererkenne. Mir scheint, mein ganzes Leben lang habe ich von einer Improvisation zur andern gelebt.

– Schon, aber auf andern Gebieten. Zur Sicherung Ihrer materiellen Existenz sind Sie spontan sehr erfinderisch. Es gibt auch Widersprüche, aber Sie verstehen immer wieder, mit ihnen zurechtzukommen.

Er erwähnt jetzt mein soziales Engagement.

– Ein zu einseitiges Engagement der Jungfrau kann zu Fanatismus führen. Passen Sie auf. Andererseits haben Sie aber einen sehr ausgeprägten Gerechtigkeitssinn, Sie streben nach dem, was natürlicherweise gerecht ist. Der Wassermann ist das Zeichen des Humanen, er dämpft Ihren Hang zu Kleinlichkeit, gibt Ihnen Großzügigkeit. Er veranlaßt Sie, sich fortschrittlichen politischen Ideen anzuschließen, die Sie ohne Sektierertum verteidigen.

Und immer wieder erwähnt er, ich habe eine »Tendenz zum Außergewöhnlichen, zum Bedürfnis nach Bestätigung, was mich in eine Welt des Ästhetisch-Kulturellen führen könne«.

– Ihr Bedürfnis nach Handlung steht mit den Gefühlen, mit der Phantasie in Verbindung, und hier verfügen Sie über eine große Improvisationsgabe. Ihr Denken strebt nach Verwirklichung, nach Bildern, die sich eher auf die Wirklichkeit als auf Einbildung stützen. Sie haben einen Hang zum Monologisieren, zweifellos sind Sie sich selbst der beste Gesprächspartner.

Schließlich eröffne ich ihm doch:

– Ich bin Schriftstellerin, wissen Sie.

Das erstaunt ihn überhaupt nicht.

– Ich sah etwas in dieser Art.

Er unterstreicht die Möglichkeit einer späten Berufung, zur Malerei beispielsweise.

– Und Sie verfügen über eine große Gabe für das Psychoanalytische, aber nicht, um daraus einen Beruf zu machen.

Seine Beschreibung meines erotischen Lebens erstaunt mich auch nicht sonderlich:

– Sie sind sehr warmherzig, Sie verstehen es, Kontakte zu Leuten zu haben, ohne sie zu verletzen. Andererseits ist Ihr Eros zurückhaltend, läßt sich leicht Frustrationen unterwerfen. Verhärten Sie sich nicht, klammern Sie sich nicht an eine pubertäre Sexualität. Es gibt hier selbstzerstörerische Tendenzen, die gefährlich werden könnten.

Ich denke dabei, wie sehr mein bisheriges Leben von der Ablehnung meines erotischen Ichs geprägt war, wie sehr ich mich weigerte, Warnzeichen meines Körpers vor Ausbruch des Krebses zur Kenntnis zu nehmen. Als ob er meine Gedanken gehört hätte, spricht er jetzt von meiner zerbrechlichen Gesundheit. Ich sehe, wie unwohl er sich fühlt in seinem Fauteuil, und ich frage mich einen Augenblick lang, weshalb.

– Sie ... ich sehe ... Ich bin der Meinung, Sie sollten sich einer Blutuntersuchung unterziehen ... Ich sehe eine Gewebeveränderung, hervorgerufen von einer gestörten Säureproduktion. Ihre Gesundheit ist zerbrechlich. Passen Sie auf mit Medikamenten. Diese Gewebeveränderung ...

Ich begreife, daß er befürchtet, mich zu ängstigen, und unterbreche ihn.

– Wenn Sie Krebs meinen, den hatte ich schon. Ich wurde kürzlich operiert.

Aus seiner Bewegung sprechen gleichzeitig Erleichterung und Betrübnis:

– Ich wußte es, ich sah es, hier ... Doch wußte ich nicht genau, zu welchem Zeitpunkt dieser Periode ... Ich dachte, vielleicht sei es noch nicht zu spät ...

– Nein, die Zeit des Vorbeugens ist vorbei ...

– Aber geheilt werden können Sie noch. Und hier

habe ich den Eindruck, mit der Naturheilkunde sei Ihnen besser gedient als mit der offiziellen der Allopathen.

Ausgeliefert wie ich dieser Medizin bin, was kann ich da noch tun?

– Bei Ihnen darf man keine Zeit mit Experimenten verlieren (sagte mir der Onkologe, als ich ihn auf die Homöopathie ansprach). Wir müssen die sichersten Wege beschreiten und energisch sein. Wir wollen nicht eines Tages neben Ihrem Leichnam stehen müssen. Ihnen geht es doch wohl nicht anders, nehme ich an.

Der Astrologe läßt sich nicht davon abbringen:

– Suchen Sie trotzdem die Anthroposophen und die Homöopathen auf. Es geht schließlich um Ihr Leben. Dann sagt er:

– Was ich jetzt sage, sollten Sie besser aufschreiben, es ist wichtig.

Ich habe schon die ganze Zeit Notizen gemacht, aber jetzt bitte ich ihn, langsamer zu sprechen, damit ich alles genau aufschreiben kann. Was er mir sagt, bringt mich endgültig durcheinander.

– Ihre Energie will sich mit Ihrem Gefühlsleben verbinden, sie will von ihm geführt werden und umgekehrt. Nichts, was mit den Gefühlen Ihrer zweiten Persönlichkeit zu tun hat, kann schiefgehen. In Ihrem Berufsleben können Sie ihnen freien Lauf lassen, vertrauen Sie darauf und versuchen Sie nicht, vom Intellekt her die Dinge anzugehen. Sie haben eine Tendenz zum Außergewöhnlichen, Möglichkeiten zum Kontakt mit transzendentalen Kräften. Der Horizont Ihrer Erkenntnisse geht weit über denjenigen des Gelernten hinaus. Sie tragen unvermutete Kräfte in sich. Das ist einer der positivsten Punkte, mit starkem Einfluß auf Ihren Beruf. Dies ist um so wichtiger, als Ihr Bedürfnis nach kreativem Schaffen für Sie eine Existenzgrundlage ist.

»Die Poesie ... wird vorne sein«, sage ich mir verwirrt, denn mit seinen Worten über den Horizont hat mir der

Astrologe unweigerlich Rimbaud und seinen Brief des Sehers in Erinnerung gerufen.

»*Zum Sehenden macht sich der Poet erst nach einer langen Zeit des unermeßlichen und bewußt gewollten Ausschweifenlassens aller seiner Sinne . . . Er erreicht das Unbekannte und sollte er, davon betört, seine Visionen nicht mehr verstehen, so hat er sie doch gesehen. Und wenn die unerhörten Dinge ohne Zahl ihn in höchste Erregung versetzen, möge er daran zugrunde gehen: Es werden andere, wildentschlossene Arbeiter kommen, die an jenem Horizont weitermachen werden, wo der andere matt niedergesunken ist.*«

Das hat mich erschöpft und bloßgestellt. Dieser Mann liest in mir wie in einem aufgeschlagenen Buch. Ohne es zu wollen, hat er mir gezeigt, daß ich genau das bin, was ich immer zu sein bestritten habe oder gar nicht sein wollte.

Poet?

Gerade im Vergleich mit Rimbaud habe ich mir immer gesagt: Nein.

Er hat, bis er dreiundzwanzig war, ein unwahrscheinlich wildes Leben gelebt, ich nicht. Ich habe es nicht verstanden, intensiv zu leben, habe immer »meine Kräfte sorgfältig abgewogen«, wie der Astrologe sagt. Ich strebte danach, auf Schritt und Tritt die Poesie zur Begleiterin zu haben, so vertraut mit ihr zu werden, daß sie keinen Namen mehr brauchte. Und gleichzeitig habe ich es unterlassen, diesen Bereich genau auszukundschaften. Auf den gleichen Rimbaud habe ich nicht gehört, wenn er schreibt:

»*Wird erst einmal die ewige Sklaverei der Frau zerbrochen sein, wird sie für sich und durch sich leben, wird der – bis zur Stunde abscheuliche – Mann sie aus seinen Diensten entlassen haben, wird auch sie Poetin sein! Die Frau wird Unbekanntes entdecken! Wird sich ihre Vorstellungswelt von der unsrigen unterscheiden? – Sie wird seltsame, unergründliche, abstoßende, köstliche Dinge entdecken; wir werden sie annehmen, wir werden sie verstehen.*«

Meine Vorahnungen in den Träumen, meine Intuitionen, die mir hin und wieder Tatsachen voraussagten, habe ich mißachtet, weil sie nicht dem reinen Denken entsprangen. Meine »nachahmende« Art hat mich dazu verleitet, mich auf jenen Bereich zu verlassen, der in dieser Gesellschaft allein Stadtrecht genießt: die pragmatische Vernunft.

Auf dem Weg zur kleinen Vorortsbahn sage ich mir: Gegenwärtig habe ich keine Zeit zum Sterben. Bevor es soweit ist, möchte ich noch jenen Ort erkunden, der zwischen dem Horizont des Gelernten und jenem des Bekannten liegt. Ich suche das Wissen. Jetzt habe ich vielleicht eine Chance, die »Messerspitze Blau« meiner persönlichen Freske aufzuspüren.

Und eine vage Unsicherheit (der Übergang vom »Vernünftigen« zum »Intuitiven« vollzieht sich nicht von einer Minute zur andern) wird ein paar Tage später ausgeräumt, als ein Bekannter, der sein Leben zwischen Polytechnikum und Computern verbracht hat, mir auf meine Schilderungen der »Meisterleistungen« des Astrologen zur Antwort gibt:

– Das überrascht mich gar nicht. Astrologie, Graphologie und Handlesen sind exakte Wissenschaften. Wir leben in einem System, das diese Dinge einfach mißachtet und herabwürdigt wie alles, was sich nicht als unmittelbar nützlich erweist. Das ist es. Seit Kepler hat man sich immer weniger um diese Dinge gekümmert, und heute gilt es, sie uns wieder anzueignen, sie haben viel an Bedeutung eingebüßt.

Gewiß liegt es daran, daß ich irgendwo gelesen habe, der Tierkreis sei in zwölf Häuser eingeteilt, daß ich im Traum das Haus meiner Kindheit in Vaprio bewohnte.

Im Erdgeschoß lebt eine Jugendfreundin, zu welcher ich sporadisch Kontakt aufrechterhalte und bei welcher ich im Juni letzten Jahres übernachtet habe. Ich wohne im ersten Stock, es ist meine Zürcher Wohnung. Ich trete ans

Fenster und sehe meine Freundin. Ich winke ihr zu, und sie winkt lächelnd zurück. Ich sage mir: Es ist schön, mit ihr zusammen dieses Haus zu bewohnen. Schluß mit den Ferngesprächen. Um miteinander zu sprechen, genügt es, ans Fenster zu treten oder ein Stockwerk hinauf oder hinunter zu gehen.

Das Haus, die Freunde, das »Haus« meiner Kindheit und mein »Haus« als Erwachsene vermischt ... Das Ende der unpersönlichen, mechanischen Kontakte ... Genau das ist es, was ich mir wünsche. Mit den Schlacken der Vergangenheit, dem Erdgeschoß meines Lebens fertig werden heißt nicht, wie ich bisher glaubte, sie wegzuwerfen, es heißt, sie zu integrieren und darauf aufzubauen.

Meine Kindheit IST meine Kindheit; sie zurückzuweisen bedeutete Energieverlust. Jetzt geht es darum, dem Block mit dem Preßlufthammer zuleibe zu rücken, um zum Herzen vorzustoßen. Die Messerspitze Blau ... jene, die den Rest meines Lebens verändern wird. Wobei ich nicht an der Menge, sondern an der Qualität dieses »Rests« interessiert bin. Tags darauf erzähle ich meinen Traum dem Analytiker. Ich erkläre ihm, ein Teil meiner selbst sei in Vaprio hängengeblieben und nie herausgekommen.

Das Dorf oben am Abhang war das Paradies. Unten die Wäscherei, wo ich die rissigen Hände und blau gewordenen Knie der Wäscherinnen sah (einmal zu ihnen zu gehören, wenn ich »groß« sein würde, darin sah ich mein Schicksal), die Wäscherei war die Hölle jenes »Frauenschicksals«, das ich ablehnte.

Ich war eingeklemmt zwischen dieser Hölle und dem Paradies. Ich bin »klein« geblieben, es war bequemer so. Auf diese Weise würde immer jemand anders meine Wäsche waschen, ich bliebe auf diese Weise Kind und würde kreativ sein können. Ich habe nie wirklich begriffen, daß man erwachsen werden könnte, ohne die Frische der Kindheit zu verlieren.

Der Analytiker:

– Um nicht in der Hölle leben zu müssen, haben Sie sich das Paradies vorenthalten.

Jetzt hat mich der Krebs gezwungen, alle Mauern zu überspringen. Jene des Dorfes. Und jene der Schuldgefühle.

Ich erinnere mich, wie Susan Sontag ihren Ärger ausdrückte, als sie schrieb, »der Mythos des Krebses hat zum Ziel, uns die Schuld an der Krankheit in die Schuhe zu schieben«.

Genau das war von allem Anfang an meine Reaktion. Ich habe mich »verkrebst«. Ich kann geheilt werden, wenn Ich will. Jede Niederlage (Rückfall) ist ein Angriff auf meine moralische Integrität.

Jedermann in meiner Umgebung spricht von meiner Entschlossenheit, geheilt zu werden. Aber ich weiß, darin liegt nichts »Bewundernswürdiges«. Die Idee, wollen zu müssen, hat mir mehr geschadet als genützt. Mit meinem Willen habe ich mein »Schicksal als Frau« zurückgewiesen, davon überzeugt, wieder bei Null anfangen zu können. Eine Art Rückkehr in den Mutterschoß, wo ich als Knabe gezeugt und in ein Meer der Liebe entlassen würde. Wenn es bis jetzt nicht funktioniert hat, konnte es nur an noch mangelhaftem Willen liegen, aber ich würde es schaffen (andernfalls wäre ich selber dafür verantwortlich und somit schuldig).

Und diese tiefgründige, völlig unbewußte Vorstellung hat mich daran gehindert, der Tatsache bewußt zu werden, daß die Zeit vorübergeht und der Tod mich persönlich etwas angeht. Vor etwa einem Jahr fing ich zaghaft an zu überlegen, daß ich, indem ich mich an diesen Mechanismus klammerte, nur per Vollmacht lebte und nie reif sein würde.

Als ich aus der Narkose erwachte, war es, als ob die fünfunddreißig Jahre in den paar Stunden, die ich geschlafen hatte, (endlich) vorbeigegangen wären. Als ob der

Gletscher der erstarrten Zeit auf einen Schlag geschmolzen wäre. Der Tod saß auf dem Bettrand und sah mir geradewegs in die Augen.

»Der Tod ist uns ewiger Gefährte. Stets zu deiner Linken, in Reichweite der Hand . . . Er war schon immer da und beobachtete dich. Und er bleibt, bis er dir eines Tages ein Zeichen gibt . . . Wie kann man sich wichtig vorkommen, wenn man weiß, daß man vom Tod belauert wird . . . Wenn du ungeduldig wirst, brauchst du dich nur nach links zu wenden und deinen Tod um Rat zu fragen. Berge von Nebensächlichkeiten verschwinden, sobald dein Tod in deine Richtung zeigt und du es halbwegs bemerkst oder auch nur sobald du das Gefühl hast, dein Gefährte sei da und schaue dich an.«

Zitternd sitze ich dem Analytiker gegenüber. Am Vormittag im Spital war ich ziemlich ruhig. Beim Blutentnehmen sagte die Schwester:
 — Anstatt zu warten, können Sie gleich zum Röntgen gehen, wir brauchen noch Aufnahmen der Lungen.
 Das genügt, um mich niederzuwerfen. Meine Ruhe ist weg, auf einen Schlag. Weshalb soll ich geröntgt werden? Und wenn man eine Metastase entdeckt? Ich kann an nichts anderes mehr denken.
 Ich versuche, dem Analytiker den Übergang von einem Zustand beherrschter Ruhe zu einem der katastrophalen Depression, in der ich jetzt stecke, zu erklären. Das hat mit der Krankheit direkt nichts zu tun. Plötzliche Schocks haben in meinem Gefühlsleben immer einen schlagartigen Wechsel von ruhigem Glück zu fassungslosem Unglück bewirkt.
 — Es ist, als ob jemand in einem bestimmten Augenblick auf den roten Knopf in mir drücken würde – und schon geschieht es, völlig außerhalb meiner Kontrolle – die Krise bricht aus. Ich leide schrecklich darunter und weiß überhaupt nicht mehr, wer ich bin.

– Sie sind aber jemand, das wissen Sie doch. Sie sind Schriftstellerin . . .

Ich unterbreche ihn:

– Genau, da liegt der wunde Punkt. Wenn ich schreibe, befinde ich mich außerhalb jeder Identität, ich weiß nicht, was ich tue, ich trete in einen Tunnel ein, habe immer das Gefühl, alle Konturen zu verlieren. Die andern nehmen meine Arbeit als Schriftstellerin ernst. Ich nicht. Ich weiß nicht einmal, was ich schreibe. Es geschieht ganz von selbst, »anderswo«, und ich brauche immer fünf Jahre, bis ich meine Bücher verdaut habe. Möglicherweise ist es dieser Teil meines Ichs, der sich immer dagegen gesträubt hat, daß die Dinge niedergeschrieben wurden. Ich muß diese Wunde aus vergangener Zeit identifizieren und integrieren können.

– Ja, Wunden dieser Art heilen nicht. Aber man kann über sie hinauswachsen, sie sich zunutzen machen – sie sind es, die Kreativität entstehen lassen.

– Ich muß ganz einfach lernen, außerhalb der dörflichen Mauern zu leben.

Heilung gibt es nicht. Sowohl der Krebs als auch die Wunden der Kindheit sind keine Krankheiten, von denen man sich erholt. Die neue Brust, die man mir machen wird, wird mich die andere nicht vergessen lassen. Wird sie nicht ersetzen. Sie wird als Bollwerk gegen die Erinnerung an die Zeit, die ich jetzt erlebe, nicht zu gebrauchen sein.

Der Krebs war gleichzeitig letzte Mauer gegen den Ausbruch der Vergangenheit und Bresche für die Zukunft. Er ermöglicht mir, der »Messerspitze Blau« immer näher zu kommen, mich in allen Richtungen des Erinnerns und Vergessens zu bewegen, er zwingt mich, die toten Zellen in mir auszuspucken und mich neu zu bestimmen.

Meine Oradours* trage ich in mir.

Ich trage jenen Revolverschuß in mir, der meinen Vater bis zur Unkenntlichkeit verstümmelt hat und mit Endgültigkeit im Angesicht meiner Kindheit explodiert ist. Es gibt nichts wiedergutzumachen. Oradour ist da. Meine Familie, das erste Paradies, barst auseinander. Indem ich das alles in Abrede stellte, indem ich geduldig die Scherben des Porzellangesichts meiner späteren Vergangenheit wieder zusammenfügte, habe ich – ob ich nun für den Krebs verantwortlich bin oder nicht – dem Tod in die Hände gearbeitet. Dem Tod meines »Ich/ichs«: ich schreibend, ich singend, ich tanzend, ich lachend, ich kämmend. Ich.

Ich wollte »Poetin« sein (auf italienisch ist dieses Wort neutral: poeta ist zwar männlich, aber mit einer weiblichen Endung, darauf habe ich immer Wert gelegt). Nicht ausschließlich, weil ich schreiben wollte. Auch deshalb, weil man mir die Poesie als eine Tätigkeit dargelegt hatte, die alle andern in sich vereinigt: Politik, Weisheit, Gesang, Musik, Bilder, Literatur, Ehrlichkeit, Schönheit und Sanftmut.

Diese alles umfassende Poesie war mir Nährmutter und ständiger Unterschlupf. Ich habe immer, soweit ich mich zurückerinnern kann, Gedichte »gemacht«. Immer hatte ich meine Schreibhefte. Gelang es mir nicht, ihnen meine eigene Stimme anzuvertrauen, schrieb ich ab – es gab Augenblicke, da war mir das Schreiben, physisch gesehen, am wichtigsten. Die über das Papier eilende Feder kam mir vor wie ein Eisbrecher in einem nördlichen Hafen: Anhaltendes Kommen und Gehen hält einen Zufahrtsweg offen.

Jetzt ist der Winter vorüber, ich stehe im Sommer mei-

---

* Oradour: ein Dorf im französischen Departement Haute-Vienne, wo die deutschen Truppen am 10. 6.1944 als »Vergeltungsmaßnahme« 643 Einwohner umbrachten, indem sie sie in die Dorfkirche einsperrten und diese in Brand steckten.

nes Lebens. Noch nicht August und noch nicht Erntezeit. Da bin ich, kurz nach der Tagundnachtgleiche, unmittelbar nach der Sonnenfinsternis, meine geblendeten Augen blicken über wogende Getreide- und Blumenfelder. Ich bin ganz begeistert, auch wenn ich manchmal nicht recht weiß, mit welchen Mitteln ich diese Reichtümer ernten soll.

Mit der Feder vielleicht. Mit der Feder, die meinen irrationalen Kern nicht mit einer Kruste überdeckt, sondern ihn bloßlegen würde. Aber wie die Metamorphose des Eisbrechers zum Pflug bewerkstelligen? Wie den Übergang in die Zeit der Dialektik vollziehen? Wie mit dem Ja und Nein, mit dem Schwarz und Weiß zu Rande kommen? Kein Problem in der Politik. Hier ist das Problem längst gelöst. Aber im Alltag? Im Gefühlsleben? Das Zeitalter der Bewegungen, der ständigen Überschreitungen, des endgültigen Zusammenbruchs aller Mauern ist angebrochen.

Mein Körper schmerzt, was mir das Schreiben nur in kleinen Portionen erlaubt. Das ist mir egal, und selbst die schreckliche Angst, überhaupt nicht mehr schreiben zu können (eine Art Sterben zur Strafe, noch bevor ich tot bin), ist mir vergangen.

Die Krebsliga hat eine Hilfsaktion für Frauen mit amputierter Brust lanciert: »Leben wie zuvor.« Hilfe brauchen wir Frauen zweifellos. Man bedenke, daß mehr als die Hälfte der Frauen vor der Narkose für die Biopsie nicht wissen, daß sie möglicherweise ohne Brust erwachen werden. Einzelne Frauen stehen am Rand des Selbstmordes. Sie brauchen Beistand. Wir brauchen Beistand. Hilfe, um neu anzufangen. Um zu verstehen, daß weder eine Brust (noch die Eierstöcke) die Frau ausmachen.

Ich habe mir jedoch vom ersten Tag an gesagt, so gehe es nicht: Der Wille, damit fertig zu werden, war die entscheidende Kraft zu einem Leben *nicht* »wie zuvor«. Ein Leben, das ich ohne die alten Beweggründe »Heilung«

und »Neubeginn« leben muß. Ein Leben, das wir alle, die wir um einen Teil unseres Leibes betrogen worden sind, mit aller Entschlossenheit *anders* zu leben lernen müssen.

Das ist nicht einfach.

Irgendwie befürchte ich, die Unterstützung durch die früheren Strukturen zu verlieren. Und doch, so schwierig es war, mich der Eisschichten früherer Winter zu entledigen, so undenkbar ist es, jetzt, bei Anbruch des Sommers, darin zu verbleiben.

Zweifellos hat der Bruch in Vaprio stattgefunden. Vaprio war kein Gefängnis. Es war ein Ort, wo man gerne hinging. So ist auch mein Leiden nicht ein Fluch, sondern eine Störung, die eingegrenzt werden kann.

Die Energie für ein Zurück zum »Damals« würde gescheiter zum Vorwärtsgehen verwendet. Zum Aufschließen zum »Jetzt«. Zum Schreiben in der Gegenwartsform. Zum Ausdenken einer Zukunft, die wirklich Zukunft und nicht bloß Flickwerk der Vergangenheit ist. Eine Zukunft, die auch das Ende des Herbstes und, früher oder später, den Tod beinhaltet.

Aus einer plötzlichen Eingebung heraus sage ich mir, für einmal habe ich keine Lust, zur Physiotherapeutin zu gehen und zu leiden, wenn sie mit viel Liebe, Geduld und Ausdauer versucht, mich so weit zu bringen, daß ich meinen Arm wieder vollständig bewegen kann – es ist jedesmal schmerzhaft und kräfteraubend.

Ich rufe sie an.

– Weißt du, ich hatte plötzlich das Gefühl, ich sei nicht verpflichtet, geheilt zu werden. Und heute will ich einfach nicht zu dir kommen und leiden. Mein Körper will nicht.

– Bravo! Das habe ich seit Monaten erwartet. Ich will damit nicht sagen, wir müßten weniger arbeiten. Es geht nicht ohne Einsatz. Wunder gibt es in diesem Bereich nicht. Aber du hast schon recht, wählen kannst du. Verpflichtet bist du zu nichts.

Die Vorstellung der Krankheit als Strafe verschwindet damit auf einen Schlag fast vollständig, obwohl mein Arm fast die ganze Zeit nur aus heftigen Schmerzen besteht.

Anstatt zur Physiotherapie gehe ich in die Stadt, trinke Aperos. Ich lasse mich treiben. Ich mache ein paar Einkäufe. Aber ich besorge mir weder Bücher für die Bibliothek noch Kleider, Schuhe oder eine Handtasche (die bekannten Kompensationskäufe), ich kaufe Dörrbohnen und Parma-Schinken. Auch in bezug auf den Parma-Schinken fällt der Groschen: Ja, es ist der teuerste Schinken, aber ich brauche mir deswegen keine Vorwürfe zu machen. Schluß jetzt mit dem Sparen »für später«. Als Reserve »für später« bleibt nur der Tod.

JETZT LEBE ICH.

Jetzt.

Mir steht es frei, den Tod in die Gegenwart einzubeziehen und mir Verpflichtungen aufzuerlegen. Oder in der Gegenwart zu leben, ohne mich auch nur einen Augenblick um das Morgen zu kümmern.

Ich frage Erich:

– Nimmst du mir das übel?

Er protestiert:

– Ich weigere mich, für dich Verpflichtung zum Leben zu sein. Du bist mir nichts schuldig. Wenn du sterben willst, geht es um DEIN Leben. Du hast die Wahl, du entscheidest, so oder so, das ist deine Sache. Mein Problem ist es, ohne dich zu leben, wenn du stirbst. Mein Problem, nicht deines. Du bist nicht verpflichtet, am Leben zu bleiben, um mir Kummer zu ersparen.

Ich versuche, das aufzunehmen und in die Praxis umzusetzen. Ich habe immer Unabhängigkeit gesucht. Ganz mich sein, wenn ich allein bin. Mich nicht den Wünschen anderer unterwerfen. Doch die Wunde der Einsamkeit, die meine Kindheit geprägt hat, macht sich noch immer bemerkbar – noch gelingt es mir nicht immer, mich selbst zu bestimmen. Ich muß so weit kommen, die Pässe ohne

Führer überqueren zu können. Ich muß lernen, auch im stärksten Wind gerade aufzustehen. Die Kräfte, die ich in mir trage (und von denen die andern immer wieder reden, die ich aber nie anerkannt habe), könnten dann nicht mehr nur außerhalb von mir aktiv werden.

Gleich nach der Operation war es viel einfacher: Ein kurzer, breiter Weg lag vor mir: leben, was die Gegenwart bringt. Morgen gibt es nicht mehr. Ich habe es getan, bis hin zu den Augenblicken physischer Erschöpfung, als ich im Bett lag und nicht einmal mehr die Kraft zum Lesen aufbringen konnte.

Jetzt ist es komplizierter. Mein Körper erholt sich allmählich vom Schock. Er ist geschunden worden, trotzdem habe ich jene Augenblicke reinen Lebens im Schatten des Todes in mir bewahrt. Über diese unendlich feine Nuance kann man reden, so viel man will, doch ich glaube nicht, daß man sie wirklich vermitteln kann. Jedermann muß seine »Messerspitze Blau« selber finden.

Mein Leben hat sich verändert. Aber jetzt muß ich mich darauf einrichten, auf mittlere Frist zu leben. Ein, zwei Jahre. Und mein Ziel ist Erfüllung. Ich habe keine Zeit mehr mit Unglück zu verlieren. Paradoxerweise wird damit aus dem breiten Weg dichtes Buschwerk, durch das ich mir einen Weg bahnen muß. Daher manchmal die Angst, es nicht zu schaffen.

Etwa fünfunddreißig Jahre lang war ich von andern abhängig. Alles, was ich tat, war ein Spiel von Reaktionen und Gegenreaktionen. Heute noch zögere ich anzuerkennen, daß mein eigentlichstes Ich ein »schreibendes Ich« ist, zu sehr war das Schreiben während langer Zeit – und vor allem während der fünfundzwanzig Jahre, als ich Berge von Schreibheften füllte, ohne je an eine Publikation zu denken; die paar veröffentlichten Seiten sind nur die Spitze eines riesigen Eisbergs – Kompensationshandlung, Notschrei des Mangels, Ruf nach Liebe.

Angesichts des drohenden Todes war es leicht, mich

neu zu bestimmen. Ich war ein von allen Verpflichtungen, auch jener zu leben, befreites Wesen. Jede Lebensäußerung war die Frucht meines völlig freien Willens: Es stand mir frei, auf Vollendung zu verzichten. Weil die ersten Äußerungen aus Schreiben bestanden, dachte ich, ich sei eben doch ein »schreibendes Ich«.

Jetzt ist es nicht mehr so einfach. Nicht zuletzt deshalb, weil ich die Möglichkeit ins Auge fasse, ein »Ich« zu sein, das ÜBERHAUPT NICHTS tut.

Wie, wenn ich mich weigerte, das Spiel der Rentabilität zu spielen? Oder jenes der Produktion?

Ich sehe einen Zusammenhang zwischen der diffusen Idee in uns, »ewig« zu sein (und Zeit übrig zu haben für Arbeit und Karriere), der Idee, etwas Konstruktives produzieren zu müssen, und der Verbissenheit, mit der mich jedermann zur Arbeit anhält. Führen Sie ein normales Leben! Verstehen Sie sich nicht als Kranke!

O nein! Da spiele ich nicht mit!

Das »normale« Leben bedeutet Entfremdung durch Arbeit, Geld, Umweltverschmutzung, sexuelle Unterdrückung, Klassenunterwerfung und so weiter. »Normales« Leben bedeutet Krebs. Man hat uns eine Falle gestellt – das *Normale* ist nicht das *Gute*. Ich bin nicht mehr darauf aus, »so zu sein wie jedermann«. Ich will ich sein. Ich als Gegenüber anderer Ichs.

Unrentabel.

Und hier wird es gleich schwierig. Bin ich sicher, daß die Feder, die ich jetzt, in diesem Augenblick, in der Hand halte, nicht von einer Leistungsidee bewegt wird?

»Eine Krebskranke sagt aus.«

Auf die Äußerung meines Zweifels antwortet Roger mit Protest:

– Nicht mitmachen wollen bedeutet nicht, sich alles gefallen zu lassen. IHRE Gesellschaft wartet nur darauf, daß wir schweigen. Sie zählen darauf. Deshalb müssen wir singen, erst recht.

Trifft es wirklich zu, daß wir in dieser verdammt widerlichen Lage keine andere Wahl haben?

Die vorausgehenden Seiten sind Ausdruck eines Gefühls zwingender Notwendigkeit. Mir geht es nicht, wie damals nach meiner Schwangerschaft, darum, meine Lage von innen heraus zu beschreiben. Wut treibt mich dazu, zu sagen, daß einer von zwei Menschen an Krebs stirbt und daß dies verschwiegen wird, von einer Gesellschaft der herausgeputzten Schaufenster, welche Alte, Arme, Behinderte, Kranke, Sterbende in ihre dunkelste Ecke verdrängt. Ganz zu schweigen von den Völkern der Dritten Welt, die wir gnadenlos ausplündern, ohne uns zu schämen, und für die es in diesem Schaufenster natürlich keinen Platz mehr gibt.

Mir geht es darum, mein Leben als Krebsversehrte einer Gesellschaft darzulegen, in der es sich gehört zu verbergen, daß man dir eine Brust (oder den halben Magen, Harnleiter oder Lunge) wegoperiert hat, wo es sich gehört, schweigend zu sterben. Dies um so mehr übrigens, als wohl die meisten Krebsarten auf jenen ökologischen Raubbau zurückzuführen sind, von dem der moderne Kapitalismus lebt. Schweigen, um so mehr, als (ja, ich weiß, ich habe dies bereits gesagt, doch kann man es, allen literarischen Regeln, die Wiederholungen als Fehler bezeichnen, zum Trotz, nicht oft genug wiederholen) die Mittel zur Entwicklung von Waffen, die besser und weitreichender töten, Hunderte von Milliarden ausmachen, während die Mittel für wissenschaftliche Forschung im Vergleich nicht der Rede wert sind.

Also verschweigt man den Krebs. Also richtet man es so ein, daß wir Krebsversehrten uns ein wenig schämen: Schließlich haben wir eine (gesellschaftlich) unverzeihliche Fehlentwicklung unseres Organismus zugelassen, die um so unverzeihlicher ist, als sie in einem von zwei Fällen (physisch gesehen) nichts verzeiht.

Ich spreche deshalb von Krebs, weil der Zufall mir eine

Feder in die Hand gegeben und meinem Körper einen Krebs beschert hat.

Einverstanden, IHNEN paßt das nur zu gut, wenn ich schweige. So sind diese zwei dicken Schreibhefte auch ein Schrei der Wut. Das will aber nicht heißen, ich sei zur Beschreibung meiner Leiden verpflichtet. Ich bin nicht verpflichtet, produktiv zu sein, weil ich etwas erlebt, etwas erlitten habe.

Ich kann mich ganz andern Tätigkeiten widmen. Ich kann Flöte spielen oder Märchen erzählen. Ich kann malen oder Däumchen drehen. Und wenn sich ein Wutschrei mit der Feder Luft machen will – warum nicht? Neulich nachts habe ich von zahllosen Zerstörungen in meinem Leben geträumt, die »schönsten Möbelstücke« gelang es mir zu retten. Ob schön oder nicht, meine Feder ist eines davon. Weshalb sollte ich sie nicht benutzen?

Ich schlafe.

Ich befinde mich in einem ganz mit Holz ausgekleideten Hotel, zusammen mit einem Geheimagenten auf der Flucht vor irgend etwas. Das Hotel liegt gleich auf der andern Seite der Brücke, die unterhalb Vaprios den Fluß überquert. Es gibt viele Familien in diesem Hotel, Mütter mit ihren Säuglingen in den Kinderwagen. Zu einer dieser Familien gehört ein kleiner Junge. Man geht baden im Fluß, die Uferstraße hat sich in einen grasbewachsenen und mit Mohnblumen übersäten Strand verwandelt. Auch die Familie mit dem kleinen Jungen geht hin. Der Geheimagent darf das Hotel nicht verlassen. Zunächst frage ich mich, ob ich bei ihm bleiben soll, schließlich aber gehe ich doch baden. Als ich am Strand ankomme, liegt die Mutter des kleinen Jungen bereits da. Der kleine Junge seinerseits steht auf der andern Seite des Flusses, an das Waschhaus gelehnt.

Die Frau ermutigt mich, ihn herüberzuholen, doch ich habe Angst, denn, versehrt wie ich bin (ich bin gleichzeitig Kind und eine Frau mit amputierter Brust), weiß ich nicht, ob ich es bis auf die andere Seite schaffen würde, auch ist die Strömung stark, und das Wasser muß kalt sein.

Schließlich springe ich doch. Erste Überraschung, das Wasser ist warm. Während ich dem kleinen Jungen entgegenschwimme, sehe ich, wie auch er springt und in meine Richtung schwimmt. Wir treffen uns in der Mitte, und ich bin sehr zufrieden. Wir sprechen über die Strömung und stellen fest, daß sie gar nicht so stark ist.

Er berührt mich, und wieder ist die Angst da. Wenn er sich nun an mich klammert, ertrinke ich. Aber er tut nichts dergleichen, es war eine freundschaftliche Berührung. Gemeinsam kehren wir an den Strand zurück.

Ich gehe zum Hotel zurück, und auf dem ganzen Weg ist mein Glück so groß, daß ich möchte, es würde ein ganzes Leben lang so bleiben. Zu sehen, wie glücklich ich bin, macht auch den Geheimagenten zufrieden.

Die Leute, die ihm auf den Fersen sind und ihm etwas antun wollen (Männer des KGB), sind im Hotel aufgetaucht, doch der Geheimagent läßt sich nicht aus der Ruhe bringen und lacht. Er beherrscht alle Tricks, um ihnen zu entkommen.

Er macht mir vor, wie es geht, und gibt sich den andern zu erkennen, worauf sie die Verfolgung aufnehmen; er läuft voraus, schneller als die andern, er bringt sie voll auf Trab, und als sie nicht mehr anhalten können, schlägt er plötzlich einen Haken. Die andern sind so mit Laufen beschäftigt, daß sie gar nicht merken, daß er nicht mehr da ist.

– Siehst du, sagt er, nichts Einfacheres als das.

Ich erwache mit einem Gefühl von Glück und ungewohnter Sicherheit.

Sogleich sage ich mir, der kleine Junge müsse Roger sein. Er kommt mir unerwarteterweise entgegen, und als er mich berührt, tut er es nicht, um sich an mich zu klammern und mich untergehen zu lassen, er begleitet mich ans Ufer der Mohnblumen. Es wird mir auch klar, daß ich nicht zum Waschhaus gegangen bin. Bin ich damit den Schwierigkeiten aus dem Weg gegangen? Oder bleibt mir dank der Bruderliebe das Waschhaus ein für allemal erspart?

Jetzt sehe ich im Geheimagenten den Psychoanalytiker, der mir hilft, der Gefahr zu entgehen. Und mir wird klar, daß der »Bruder« auch Erich ist und daß diese Begegnung in der Flußmitte ein Schlüssel zum Leben bedeutet.

Der Analytiker stimmt mir bei.

– Ihre Träume sind ebenso klar wie Ihre Deutungen, alles ist absolut folgerichtig.

– Wenn Sie auf diese Weise mit mir reden, habe ich immer das Gefühl, nachsehen zu müssen, ob Sie nicht mit jemandem hinter mir reden. Ich habe den Eindruck, diese Person mit den klaren Träumen könne nicht ich sein . . . Ich, das ist jemand voller Verwirrung . . .

Er protestiert und fügt bei:

– Mich überrascht, daß es in Ihren Träumen immer jemanden gibt, der Ihnen den Weg zeigt.

– Ich weiß. Auch mir ist das aufgefallen. Ich bin immer auf jemanden angewiesen . . .

– So, wie Sie das sagen, müßte man fast meinen, Sie machten sich Vorwürfe, nicht allein sein zu können. Aber auch hier sind Sie nicht »verpflichtet, geheilt zu werden«. Es geht nicht darum, »krank« oder »gesund« zu sein, es geht darum, Sie selber zu sein, mit Ihrer Vergangenheit, die Sie in sich tragen. Sie sind nicht gerne allein. Gut. Das ist an sich weder positiv noch negativ. Weshalb ist es so schwer, das zu akzeptieren? Ich sehe, wie sehr die geltenden Normen mich gebrandmarkt haben. Sei perfekt, und alles wird gut sein. Sei Chateaubriand oder nichts.[*] Ein

---

[*] Ausspruch Victor Hugos im Alter von 18 Jahren. Dieser Satz wird Schülern der französischen Sprachgebiete heute noch an den Kopf geworfen, was die meisten zum vornenherein entmutigt, weil sie wissen, daß sie ganz bestimmt nie ein Chateaubriand sein werden.

Künstler ist, wer seine Kunst beherrscht. Mit solchen Dummheiten ließen sich Seiten füllen. Im Klartext kann das nur etwas heißen: Auch als Künstler hat man Karriere zu machen. Unterhalb eines bestimmten (von IHNEN festgelegten) Niveaus ist man »Amateur«.

Daran liegt es, daß ich immer erstaunt bin, wenn man mich als *Schriftstellerin* anspricht. Ich bin nicht Simone de Beauvoir. In dem, was ich schreibe, sehe ich nur Unvollkommenheiten. Und in meinem Leben lauter Fehlschläge. Und weil es im Gewebe der Tage Fehler gibt, neige ich dazu, das ganze Tuch wegzuwerfen.

Ich bin unsicher, also bin ich »krank«. Werde ich einst geradewegs aufs Ziel zugehen, werde ich »gesund« sein. Noch immer schaffe ich es nicht, zu sagen: Ich bin Ich und manchmal bin ich unsicher. Aber trotz allem bin ich Ich.

Ich suche noch einmal den Astrologen auf, um mir mein Solarhoroskop, das heißt, das, was die Sterne über das bevorstehende Jahr aussagen, erklären zu lassen. Als ich an seiner Türe läute, befällt mich panischer Schrecken. Wie, wenn er nur meinen Tod gesehen hat? Doch noch bevor er in die Details geht, beruhigt er mich:

— Im ganzen gesehen, stehen Ihre Planeten in harmonischer Beziehung zueinander. Das Problem Krankheit ist nach wie vor von zentraler Bedeutung, das Hindernis ist noch nicht überwunden. Doch die Planeten, welche auf Krankheit hinweisen, haben nicht mehr dieselben Aspekte. Sie sind günstig für Sie. Übrigens sieht man, daß Sie so viele Möglichkeiten der Regeneration in sich tragen, daß man nicht anders kann, als zu sagen, daß es wieder aufwärts geht, daß eine Grundlage für den Neuanfang vorhanden ist, obwohl die Krise noch nicht überwunden ist.

Die Konfrontation mit dem Tod war eine harte und schwierige Prüfung. Sie hat eine Veränderung der geistigen Welt zur Folge, diese wird freier und wechselhafter werden. Es stehen Ihnen grundlegende Änderungen Ihres tiefsten Ichs bevor. Das wird Auswirkungen auf Ihre Tätigkeit haben, die sich in für Sie bisher unbekannte Bereiche ausweiten wird. Das ästhetische Element wird für Sie eine immer wichtigere Rolle spielen. Resultate sind noch nicht erkennbar, aber das wird noch kommen. Auch Ihr intellektuelles Verständnis wird sich gründlich ändern. Ihre Welt des Intellekts wird stark von der Neuartigkeit dieser Situation beeinflußt. Bis jetzt hat er nur aufgenommen, aber jetzt ist er fähig, mit dem Aufgenommenen zu arbeiten und etwas damit anzufangen. Auch das Intuitive spielt jetzt, da es, anders als früher, Zugang zum Intellekt hat, eine größere Rolle. Die objektive Intuition ist Bestandteil Ihres Schicksals. Doch jetzt kommt die subjektive Intuition hinzu. Zweifellos werden sich Schwierigkeiten bei Ihrer Arbeit einstellen, und das wird Sie veranlassen, ein neues Tätigkeitsfeld zu suchen. In den neuen Zielen, die Sie anstreben, ist auch eine neue Sicht der Welt zu erkennen.

– Im Grunde genommen wollen Sie mir eigentlich sagen, mein Krebs habe auch eine gute Seite . . .

Er lächelt.

– Nein, nicht direkt. Aber es würde mich nicht wundern, wenn Sie zur Feststellung kommen sollten, es sei unvermeidlich gewesen. Sie haben dieses Jahr den Wassermann als Aszendenten, er kündigt immer Umwälzungen sowohl im intellektuellen als auch im geistigen und materiellen Bereich an.

Klar scheint mir, daß Freunde für Sie immer eine sehr wichtige Rolle gespielt haben, doch jetzt spielen sich die wesentlichsten Dinge in Ihrem Innersten ab. Ihre Fähigkeit, zu träumen und Utopien zu entwickeln, kommt der Metamorphose zu Hilfe.

Alles, was er im Verlauf von zwei Stunden erwähnt, läuft darauf hinaus.

Seine Schlußfolgerung:
— Ich nehme als Astrologe eine große Verantwortung auf mich, doch fühle ich mich verpflichtet zu wiederholen, daß das Gesamtbild positiv ist.

Da bin ich.
Immer noch ich.
An meinen Schreibtisch gefesselt.
Immer noch derselbe Schreibtisch.
Eine Brust weniger.
Eine Narbe, die meinen Körper entstellt. Hätte ich den Körper einer alten Frau, wäre es mir vielleicht egal (obwohl . . .). Aber mein Körper ist jung. Fast ohne Falten.
Da bin ich.
Immer noch ich.
Schmerzen im Rücken, ein steifer Nacken, der Arm nahezu kraftlos.
Doch das Gesamtbild ist positiv.
Das Verrückte daran ist, daß ich mit dem Astrologen einverstanden bin. Für mich hat auf der Schwelle jenes Operationssaals ein neues Leben begonnen. Die Angst?
Ja, ich habe Angst vor IHNEN. Angst vor IHREM Spital, IHREN Medikamenten, IHREN Atomkraftwerken, IHREN Antiraketen-Raketen, IHREM umweltvergiftenden Benzin, IHREN Zigaretten.
Aber IHRE Angst, mit der sie uns an der Nase herumführen, habe ich überwunden: Lebensversicherung, Krankenversicherung, Arbeitsversicherung, Liebesversicherung, ihr könnt mich nicht für eure Profitinteressen einspannen, indem ihr mir vormacht, es sei gut für mein eigenes Wohl.
Arbeit befreit von nichts.
Schaut mich an. Ein arbeitsames Leben, und ich bekomme Krebs. Schaut euch an! Ein noch komischeres Bild — fette Bankguthaben, aber AUCH IHR habt Krebs. Ihr schafft es nicht einmal, euch mit dem vielen Zaster da-

gegen zu schützen. Die Profitgier macht euch blind! Selbst dann, wenn ihr euch der blühendsten Gesundheit erfreut.

Hier bin ich.

Immer noch ich.

Immer noch am selben Tisch, mit meinem Arm, der nicht mehr kann.

Aber bevor ich krepiere, will ich die Wahrheit hinter den Masken hervorreißen, mit welcher ihr das Leben verunziert habt.

Ich will diese Messerspitze Blau sehen und kennen, ihr versucht sie mit allen Mitteln zu tarnen, weil sie jenen (jene), der (die) sie sich aneignet, zum Ungehorsam gegenüber eurem System verleiten könnte.

Ich will sie aufspüren und sie beschreiben, selbst mit dem letzten Atemzug, den ich in diesem letzten, gottverdammten Dreckloch noch tun kann. Ja, beschreiben will ich sie. Ich bin nicht allein auf dieser Welt, zum Glück.

Wie Villon, der seinen Freunden sein Lieblingsgericht und Wind vermacht hat, will ich diese Messerspitze Blau Eva, Anne und Ariane vermachen. Ich habe Vertrauen in meine Erbinnen. Sie werden die Neuigkeit zu verbreiten wissen.

Im Augenblick, wo sich das Sein endlich in Übereinstimmung mit seinen Wünschen befindet, kann es keine Kategorien mehr geben, und das Ich verschmilzt mit dem, was es sein soll. Jetzt ist die Farbe rund und dicht – ein Leben geht in Erfüllung, außerhalb der Normen von Geld, Macht, Wohlanständigkeit.

Erwartet nicht von mir, diskret schweigend an euren Krankheiten zu sterben.

Es wird sich herumsprechen. Arbeit tötet.

Und wenn man es mit einem Leben der Lust versuchen würde? Wenn man das Ganze ein bißchen änderte?

Wenn Christus, der arme Teufel, von seinem Kreuz heruntersteige und seine Dornenkrone einem Pontius Pilatus der Finanzwelt aufsetzte, den man an seiner Stelle hängen würde? Wenn wir eine Gigue tanzten? Wenn nicht immer die gleichen ans Kreuz geschlagen würden? Wenn man Kreuze überhaupt nicht mehr brauchte, was meint ihr? Da bin ich. Immer noch ich. An den Schreibtisch gefesselt, immer noch mit derselben Schramme. Ich weise mein »Schicksal« als Opfer des Kapitals zurück.

Ganz einfach.

Ohne zu schreien.

Ohne Verärgerung.

Sie und ich, meine Herren Krämer, wir haben nichts Gemeinsames.

Pfoten weg.

Ganz einfach.

Die Messerspitze Blau ist keine Ware.

Ich habe geglaubt, eine Brust sei wichtiger. Fast wäre ich euch auf den Leim gegangen. Und beinahe hätte diese Geschichte den Titel »Die Ablation« erhalten, als ob das Entscheidende hierin liegen würde.

Ich habe geglaubt, das Zentrale sei der Krebs.

Schweigend hätte ich den grenzenlosen Schmerz ertragen und Angst gehabt.

Da habt ihr euch verrechnet.

Worauf es ankommt: *diese fremdartigen, unergründlichen, abstoßenden, köstlichen Dinge ausfindig machen.*

Den Schlüssel dazu weitergeben. Gegen euch.

Gegen eure Banken.

Gegen eure Fabriken.

Gegen eure Supermärkte. Für uns.

Damit unsere Kinder leben können.

Für das Glück von uns allen.

Ich, utopisch?

Gewiß. Es ist mir ein Vergnügen.

Sonderbare Utopie, nicht wahr, gegen den Krieg zu sein, um kein neues Guernica, Dresden oder Verdun erleben zu müssen?

Sonderbare Utopie, nicht wahr, gegen Atomkraftwerke zu sein, um kein neues Hiroshima erleben zu müssen?

Sonderbare Utopie, nicht wahr, den Imperialismus abzulehnen, damit wohlgenährte Sahel-Kinder lachen und sich in den Orangenhainen tummeln können, damit der Hunger ausgerottet wird, von Indien bis Peru?

Da bin ich.

Immer noch ich.

Mit der Hand meines gequälten Armes blättere ich in Fritz Zorns Wut:

».. . komme ich nach prüfendem Vergleich zum Schluß, daß es mir, seit ich krank bin, viel besser geht als früher, bevor ich krank wurde.«

Ich auch.

Ich verlor meine Zeit mit Ängstlichkeiten.

Mein eigentliches Ich war wie der Kontrabaß in einem Jazzkonzert, darauf beschränkt, den Takt anzugeben, darauf wartend, auch einmal an die Reihe zu kommen. Die Trompeten überließ ich andern. Der lange Weg mit dem Kontrabaß und allen seinen Dissonanzen hat mich fast um den Unverstand gebracht.

Es geht mir viel besser jetzt als während der vierzig Jahre, die ich mit Disziplin, Mühsal, Angst vor dem Tod und Angst vor dem Leben vertrödelt habe.

Wovor soll ich jetzt noch Angst haben?

Ich stecke mitten drin in diesem hinterletzten, gottverdammten Dreckloch. Viel weiter in den Dreck reiten könnt ihr mich nicht.

Der Tod?

Ein Vertrauter. Wir sprechen uns Tag für Tag.

Hunger?

Kälte?

Strafe?

Seht ihr, wie lächerlich das ist? Hier bin ich nicht mehr angreifbar.

Was ich zu singen hatte, habe ich gesungen, aus der

Tiefe von Elend, Hunger und Kälte heraus: Laßt uns für Erfüllung leben und nicht in Sklaverei. Verändern wir die Welt.

Fritz Zorn, der wild-entschlossene Arbeiter, ist am Horizont zusammengebrochen und hat gesagt:

». . . ich habe aber auch noch nicht verloren, und, was das Wichtigste ist, ich habe noch nicht kapituliert. Ich erkläre mich als im Zustand des totalen Krieges.«

Da trete ich auf den Plan und übernehme die Fackel, ich, die wild-entschlossene Arbeiterin, jeden Augenblick von Vernichtung bedroht. Ich nehme die Fackel auf und gebe sie an euch weiter, Kinder, Geliebter, Genossen, bekannte und unbekannte Freunde.

Da bin ich.

Immer noch ich.

Mit einem Bein im Nichts, mit dem andern in den Gänseblümchen, sage ich euch:

– Versetzen wir uns in den Zustand der totalen Revolte.

18. Mai – 10. November 1978

In diesem Gebilde der Unmenschlichkeit, dem Spital, stößt man auf Leute, deren Menschlichkeit oft eine größere Hilfe ist als die Behandlungen, die sie verschreiben oder ausführen.

Putzfrauen und Ärzte, Köche und Krankenschwestern, paramedizinisches und administratives Personal – euch Arbeitern des Gesundheitswesens ist dieses Buch gewidmet.

Bibliographie

Fritz Zorn, *Mars*, München/Zürich 1976.
Susan Sontag, *Krankheit als Metapher*, Frankfurt 1981.
Carlos Castaneda, *Reise nach Ixtlan*, Frankfurt 1976.
Albert Fabresse, *Génération témoin*, in *Rouge*, Paris, 6. Juni 1978.

Verschiedene Artikel aus der Tages- und Wochenpresse aus der Zeit zwischen Februar und August 1978 *(Le Monde, Die Tat, Der Spiegel, Stern, Le Nouvel Observateur, The New York Review of Books)*.

Nachwort

»Nein, ich werde mich nicht sterben lassen.«

Und sie ist nicht gestorben, arbeitet als Journalistin beim Fernsehen, schreibt Romane.

Doch:

Was wäre wenn?

Im stillen geht diese Frage vielen Menschen durch den Kopf, aber das Ende des Satzes auch nur in Gedanken auszusprechen, fällt schwer. Was wäre, wenn die Diagnose einer Untersuchung lautete: Krebs? Wenn die Antwort auf die Frage: »Habt ihr sie mir abgenommen, diese Brust?« lautete: »Ja.«

Ich verstümmelt.

Das meint mehr als die *Ablation,* die Abnahme der Brust, meint viel mehr als die körperliche Versehrtheit. *Sowohl der Krebs als auch die Wunden der Kindheit sind keine Krankheiten, von denen man sich erholt. Die neue Brust, die man mir machen wird, wird mich die andere nicht vergessen lassen. Sie wird als Bollwerk der Erinnerung an die Zeit, die ich jetzt erlebe, nicht zu gebrauchen sein.*

Was wäre wenn?

Erstaunlich ist die Erfahrung: *Dieser heiße Frühstückskaffee schmeckt genausogut wie jener von vorgestern.* Dagegen das Trauma, *eine Frau mit nur einer Brust* zu sein. Und dazu die Unsicherheit, ob der Krebs sich nicht weiter ausbreiten wird, ob die *Schiffchen namens Nethotrexat, Fluoruacryl, Leukeran, Betatron, Gammatron* sich als *Rettungsbojen* erweisen werden. Schließlich die Einsicht: *Diesen Dingen gegenüber gibt es nur eine Haltung: Aggressivität.*

Sich zu wehren, gegen Unrecht anzukämpfen, ist Anne Cuneo nicht fremd. Aber wie vielen Frauen fällt es ihr dann leicht, wenn es um andere geht. In politischen Belangen, in weltanschaulicher Hinsicht ist ihr vollkommen klar, daß individuelle Schicksale nicht sosehr mit dem Individuum denn vielmehr mit der Gesellschaft zusammenhängen. Ihrer eigenen Krankheit begegnet sie zuerst hingegen mit Verzweiflung, ja Unterwürfigkeit. Den Arzt, der ihr zu verstehen gibt, daß die Rekonstruktion der Brust sich bei einer vierzigjährigen Frau eigentlich nicht mehr lohne, lehnt sie voller Empörung ab, gleichzeitig schlägt sie ihrem Geliebten die Trennung vor, weil sie meint, ihm eine Frau mit nur einer Brust nicht zumuten zu können. Die Lektüre einer Buchbesprechung wird zum Wendepunkt. Es geht darin nicht um Krebs, es geht darin um die Kriege des 20. Jahrhunderts, um den Kampf dagegen, der von Anfang an machtlos ist, und doch über die Suche nach dem Leben erzählt. *Lauf, Genosse,* heißt es in dem Text, *die neue Welt ist auch im Rennen*. Und genau das tut die Autorin ab jetzt. Sie rennt sozusagen um das Leben. Aus der Klage wird Anklage, aus Trauer Wut.

Wut, insbesondere laut herausgeschriebene Wut, gilt im allgemeinen nicht als »salonfähig«, aber für Frauen ziemt sie sich gleich zweimal nicht. Es gehört Mut – Frau bemerke die Reimfähigkeit – dazu, dieses Gebot zu mißachten. Aber unter dem Aspekt, nicht mehr, aber auch nicht weniger als das Leben gewinnen zu können, war der Tabubruch – wie sich auch in anderer Form zeigen sollte – nebensächlich: »Bei diesem Buch scherte sie [Anne Cuneo, die Verf.] sich weder um die Reaktionen des Publikums noch um die der hehren Literaturkritik. Es zeigten sich jedoch Leser wie Kritiker gleichermaßen beeindruckt, und der kaum genesenen Autorin wurde darauf der Schillerpreis für ihr Gesamtwerk verliehen.«[*] Gleichwohl antwortete sie in einem Interview auf die Frage: »Welche Kritik müssen Sie immer wieder über sich ergehen lassen?« »Ich sei zu laut, zu frech und zu selbstsicher. Eigenschaften, die in der Regel bei Männern positiv bewertet werden.«[**]

---

[*] Annabelle, Nr. 18/95
[**] Schweizer Familie, Nr. 17/96

Im Nachwort zu ihrem Roman ›Dark Lady‹ urteilt Anne Cuneo über Emilia Bassano, die geheimnisvolle Geliebte Shakespeares: »Niemand zu ihrer Zeit hat das Leiden der unterdrückten Frauen mit solchem Feuer und solcher Präzision ausgedrückt wie sie – fast vier Jahrhunderte vor dem Mai 1968 hat sie Äußerungen gemacht, die in der Frauenbewegung durchaus am Platz gewesen wären. Und ich möchte betonen, daß die Worte, die ich ihr in den Mund lege, von ihr selbst stammen.«[*]

Emilia Bassano hat ein religiöses Gedicht hinterlassen, in dem man »ständig das Temperament durchschimmern (sieht), die hohe Meinung von sich selbst, die Wut darüber, als minderwertig behandelt zu werden (. . .).«[**]

Eigenschaften, die in der Regel bei Männern positiv bewertet werden . . .

In ihrem autobiografischen Werk ›Portrait der Autorin als gewöhnlicher Frau: Vor Tau und Tag‹ sagt Anne Cuneo, ihr Schreiben habe die Funktion einer Hilfe, einer Stütze. Angefangen damit hat sie als Kind nach dem Tod ihres Vaters. Allein der Kauf dieses »schwarzen Heftes«, mit dem sie den Sohn der Schreibwarenhändlerin zur Verzweiflung trieb, weil sie den ganzen Vorrat Seite um Seite durchblätterte, um ganz sicher das schönste Exemplar zu ergattern, ist filmreif. Dann beginnt das Mädchen vorn ein Tagebuch und hinten den Roman seines Lebens, wobei jene Göttin Dido, die der Schuft Aenas mit zwielichtigen Ausreden verließ, als Parallelgestalt dient . . .

»Ich will nicht behaupten, daß ich von diesem Tag an ununterbrochen schrieb. Nur von Zeit zu Zeit, in Augenblicken tiefsten Elends, suchte ich bei meinem Heft Zuflucht. Aber ich nahm es überallhin mit. Als es mir das letztemal in die Hände geriet, trafen die beiden Teile noch nicht aufeinander. (. . .) Als sich um 1955 das Bedürfnis

---

[*] Cuneo, Anne: Dark Lady. Zürich 1998, S. 373
[**] ebd.

nach einem schwarzen Heft wieder meldete, zog ich es vor, ein neues zu kaufen. Auch das schrieb ich nicht voll. (. . .) Ein befreundeter Architekt und Bildhauer hatte mir einen Stapel unzähliger Skizzenbücher gezeigt: ›Ich bewahre alles auf, man weiß ja nie. Ich habe keine einzige Skizze weggeworfen.‹

›Weshalb?‹

›Der Künstler muß in gewisser Weise ein Geizhals sein. (. . .) Du möchtest doch Schriftstellerin sein, du solltest ein Tagebuch führen. Das wäre dein Reichtum.‹«[*]

Anne Cuneos *schwarze Hefte* sind aber in der Tat ein Schatz. In sie ergießt sich das Magma, das in Büchern *Vernunft gewinnt*. Das Schreiben bezieht seine Funktion als Hilfe und Stütze auch daraus: *Ich habe Abstand gewonnen.*

Abstand gewinnen. Auch zur Frage: Was wäre wenn?

Zum erstenmal seit der Operation mache ich eine Eintragung in mein Tagebuch.

Ich habe Krebs gehabt.

Vielleicht habe ich ihn immer noch. Da stehe ich nun am Anfang eines neuen Lebens, das vielleicht nicht mehr lang sein wird. Oder doch, ich weiß es nicht. Aber ganz plötzlich höre ich auf, mir die Frage nach meiner Identität zu stellen. Mein Problem ist, jetzt zu leben, so wie ich bin. Ich weiß jetzt, es muß etwas getan werden. Die Zeit des Fragenstellens ist vorbei. Inzwischen weiß ich, was ich wünsche: das Leben.

Zu leben – so wie ich bin.

Nur: Wie bin ich?

Der Gedanke ist Luxus und Pein zugleich. Luxus, weil er voraussetzt, daß der Mensch, der diese Frage stellt, die materielle Basis seines Daseins als gesichert erlebt. Pein, weil diese Frage einen Menschen ganz automatisch vieles hinterfragen läßt, auch wenn er wünscht, die Zeit des Fra-

---

[*] dies.: Portrait der Autorin als gewöhnlicher Frau: Vor Tau und Tag. Zürich 1983, S. 194 f.

genstellens sei vorbei. Für einen Menschen jedoch, der schon als Kind einen scharfen Beobachtungssinn und ein feines Gespür für verborgene Zusammenhänge beweist, wird der Zwang, Fragen zu stellen, nie vorbei sein. Dieser Zwang aber treibt die Antworten hervor, die nötig sind, um dem eigenen Ich auf die Schliche zu kommen.

Dieses Ich, auch das macht Anne Cuneo in ihren Büchern ganz klar, hat viele Seiten, hat recht schwer zu ergründende Seiten. Es besteht auch aus Vorahnungen, Träumen, Intuitionen. Wie ihnen Gehör schenken, da doch in dieser Gesellschaft allein eines *Stadtrecht genießt,* wie die Autorin sagt: *die pragmatische Vernunft.*

Ihr Entschluß – *gegenwärtig habe ich keine Zeit zum Sterben* – beruht auch auf der Einsicht, daß das Erleben und das Ausleben der Gefühle unsere Existenz mindestens so sehr prägen wie sogenannte Tatsachen. Und daß dieses auszudrücken Auftrag des Dichters ist, jenes Menschen, dessen Existenzgrundlage das kreative Schaffen bedeutet. Daß ihr dabei unweigerlich Rimbauds Brief des Sehers einfällt, ist sicher kein Zufall. *Zum Sehenden macht sich der Poet erst nach einer langen Zeit des unermeßlichen und bewußt gewollten Ausschweifenlassens aller seiner Sinne ... Er erreicht das Unbekannte, und sollte er, davon betört, seine Visionen nicht mehr verstehen, so hat er sie doch gesehen. Und wenn die unerhörten Dinge ohne Zahl ihn in höchste Erregung versetzen, möge er daran zugrunde gehen. Es werden andere, wild-entschlossene Arbeiter kommen, die an jenem Horizont weitermachen werden, wo der andere niedergesunken ist.*

Und doch sind es sehr harte Sätze für einen Menschen, dessen womöglich kurz bevorstehendes Zugrundegehen nicht höchsten Extasen, sondern einer grausamen Krankheit entspringt. Sich solchen Sätzen zu stellen und gleichzeitig mit großer Leidenschaftlichkeit nach den »anderen Seiten in sich« zu suchen, gehört zum Kampf gegen diese Krankheit. Es ist ein harter Kampf, daran läßt Anne Cuneo nicht den geringsten Zweifel. Er bringt auch ein Aufbäumen mit sich, das letztlich keinen Zweck hat und doch unvermeidlich ist.

In einer solchen Situation nicht allerlei Scharlatanen nachzugeben, sich nicht in plötzliche Religiosität oder Pseudo-Religionen zu flüchten, erfordert beträchtlichen Mut. Dann stellen sich noch andere, ganz alltägliche Probleme. Wie spricht man mit seinen Freunden über die Lebensverdüsterung? Wie nimmt man – womöglich – Abschied von seinem Kind? Soll man die Chemie, die einem eigentlich zuwider ist, die einem nun aber in Massen verschrieben wird, in sich schütten?

In Anne Cuneos *Chronik einer Ablation* gewinnen diese Aspekte, die gewiß keine nebensächlichen sind, eine gewisse Nebensächlichkeit, ohne daß die Autorin leugnete, daß sie ihre Bedeutung haben. Sie werden lediglich auf ihren Platz verwiesen, während eben den Vorahnungen, Träumen und Intuitionen ein breiterer Raum eingeräumt wird. Dieser Entschluß entspringt vielleicht nicht pragmatischer Vernunft, aber vernünftiger Pragmatik allemal. Die Psychoanalyse ist – wie ihr Name schon sagt –, dem Denken, dem deutenden Nach-Denken, eng verwandt. Diese Haltung prägt auch das Schreiben. Was benannt ist, ist zwar noch nicht gebannt, doch ist der erste Schritt, der neurotischen Prägung nicht dauernd und noch dazu automatisch zu folgen, damit vollzogen. Auch der Traum bezieht seine Bedeutung erst aus seiner Deutung.

Träume spielen eine große Rolle in diesem Buch, sie sind ungeheuer dicht und präzise, sind vor allem in ihren Aussagen von erstaunlicher Klarheit.

Ein Gefängnis taucht übrigens dauernd in meinen Träumen auf...

Das Traumbild vor der Operation ist von dem danach vollkommen unterschieden. In letzterem heißt es: *Willkommen in der Freiheit.* Damit ist eine Befreiung gemeint, die das Verschieben und Hintanstellen von Wünschen nicht mehr zuläßt. Das Leben hat nur Sinn, wenn es vom

GANZEN Menschen gelebt wird, wenn er seine starken wie seine schwachen, seine rationalen wie seine emotionalen Seiten zuläßt und akzeptiert.

Auf die Frage, welchem Tier sie sich am meisten verwandt fühle, antwortet Anne Cuneo: »Dem Vogel.«[*] Tatsächlich führt sie ein sehr mobiles Leben. Zwar wohnt sie seit vielen Jahren hauptsächlich in Zürich und Genf, geboren ist sie aber in Paris, wuchs in einem kleinen norditalienischen Dorf auf, verbrachte die Zeit nach dem Tod des Vaters in verschiedenen Heimen und Internaten, unter anderem in Lausanne und Mailand, landete dann als Halbwüchsige längere Zeit in London.

Im Rückblick schreibt sie: »Auf einmal konnte ich ermessen, wie stark mich diese Kindheitsprojektionen bestimmten, und ich verstand auch meine wirkliche Einsamkeit in meinem Bedürfnis nach Liebe. Ich gab mich mit einer Formel zufrieden und machte daraus eine Garantie für schrankenlose Liebe. Es geht mir nicht ums Nachrechnen, wieviel Zuneigung meine Mutter für mich übrig hatte. Ich stelle einfach fest, daß ich mein ganzes Guthaben auf einige Worte setzte.«[**]

Worte, Sprache. Das war das einzige, woran das kleine Mädchen sich klammern konnte. Wobei hinzu kommt, daß sich für sie die »Muttersprache« laufend änderte. Daß aus dieser Erfahrung Worte und Sprache eine immense Wichtigkeit bekamen, versteht sich von selbst. Überdies boten Lesen und Schreiben der Außenseiterin – die Mitschülerinnen in der Schweiz riefen ihr anfangs »Macaroni« nach – Zuflucht. So sollte es auch später sein, in unglücklichen Liebesbeziehungen zum Beispiel. Ein Gedicht, in der Dämmerung eines Novemberabends geschrieben, lautet:

---

[*] Schweizer Familie, Nr. 17/96
[**] Cuneo, Anne: Portrait der Autorin als gewöhnlicher Frau: Vor Tau und Tag. A.a.O., S. 73

> Mein Körper ist durchlöchert
> Von Messerstichen
> Ich stöhne und schreie
> während der Abend aus den Ziegeln blutet
> während sich in den Scheiben
> der letzte fahle Schimmer spiegelt
> von dem sich mein Blick abwendet
> Meine verwundete Stimme ein Windhauch
> Ermattet vom Flehen
> jemand möge mich erlösen.[*]

Daß die Kraft der Worte, der Sprache nicht zur Erlösung genügt hat, erkennt die Autorin, als sie sich mit ihrer Krebserkrankung auseinandersetzt. Daß der Krebs nicht zuletzt die Lieblosigkeit ausdrückte, der sie ausgesetzt war, und der sie sich zum Teil selbst ausgesetzt hatte, eben weil sie ihr *ganzes Guthaben auf einige Worte setzte.*

»Diesen Fehler habe ich später in meinen Liebesbeziehungen wiederholt: Oft verschenkte ich mein ganzes Kapital an Liebe aufgrund einiger Worte – ohne mich darum zu kümmern, ob auch die entsprechenden Taten folgen würden.«[**]

Aber eben, hier liegt der Haken: Liebe schwört man nicht, Liebe macht man. Sie ist ein dauernder Prozeß, der die Liebe seiner selbst in hohem Maße einschließt. Erst beim Psychoanalytiker, den Anne Cuneo im Zuge ihrer Genesung aufsucht, wird ihr klar, daß der Wunsch, geliebt zu werden, nicht allein zu sein, kein abwegiger ist. Daß seine Erfüllung einen hohen Preis kosten muß.

Der Begriff *Ablation* bedeutet nicht nur Abnahme, Amputation, sondern auch Abtragung des Bodens durch Wasser und Wind sowie Abschmelzung von Schnee und

---

[*] dies.: Portrait der Autorin als gewöhnlicher Frau: Die Zeit der weißen Wölfe. Zürich 1985, S. 210
[**] dies.: Portrait der Autorin als gewöhnlicher Frau: Vor Tau und Tag. A.a.O., S. 73

Eis. Der Schnee schmilzt im Frühjahr, das mit Neubeginn gleichgesetzt wird. Im Versuch, Bereiche auszukundschaften, die von der Vernunft vernachlässigt werden, stößt die Autorin auf die Astrologie. Der Astrologe bestätigt ihr, daß alle Konstellationen auf Neubeginn deuten, daß insbesondere ihr Gefühlsleben nach Beachtung drängt. Und plötzlich erkennt sie: *Mit den Schlacken der Vergangenheit, dem Erdgeschoß meines Lebens fertig werden, heißt nicht, wie ich bisher glaubte, sie wegzuwerfen, es heißt, sie zu integrieren und darauf aufzubauen.*

Um sie zu integrieren, muß man sie einmal noch einmal durchleben, und damit natürlich ihre schmerzlichen Seiten noch einmal durchleben. Das bedarf großer Anstrengung. Für diesen Erinnerungsprozeß hat Anne Cuneo ein sehr schönes Bild gefunden: »Das Gedächtnis ist wie ein Seerosenteich. Bescheiden blühen die Blumen im Schatten. Aber man sieht sie nie alle. Nie sind sie alle gleichzeitig offen. (. . .) Es gibt Blumen, die ich nicht anzuschauen wußte. Andere konnte ich nicht einmal wahrnehmen.«[*]

Wieder andere sind wahrscheinlich verblüht, und die eine oder andere erst aufgeblüht.

Als Fazit bleibt ein Ausspruch von Paul Nizan: »Ich war zwanzig Jahre alt. Ich werde nie die Behauptung zulassen, das sei das schönste Lebensalter.«[**] Im Gegenteil, selbst die Erinnerungen an all das tun so weh, »als wäre es gestern passiert, hinter dem Damm des Gleichgewichts, den ich mir später errichtet habe«.[***]

Hinter dem *Damm des Gleichgewichts* türmen sich jene Verkrustungen auf, die der Ablation bedürfen. Ein jäher Schnitt ist die gewaltsame Variante, das allmähliche Auftauen aber auch nicht schmerzlos. Nicht zufäl-

---

[*] dies.: Portrait der Autorin als gewöhnlicher Frau: Die Zeit der weißen Wölfe. A.a.O., S. 287
[**] ebda., S. 186
[***] ebda.

lig taucht in der Erinnerung daran eine Metapher auf, die Gewalt assoziiert: »Ich kann gar nicht mehr verstehen, wie ich all diese Ereignisse ausgehalten habe; sie verschwimmen und vermischen sich, ich bin mir nicht mehr im klaren über die chronologische Abfolge. (. . .) Ich fühle mich von Dolchstichen durchbohrt, und mir ist heute, fünfundzwanzig Jahre später, ums Heulen zumute.«[*]

Bilder der Gewalt tauchen auch in der Lyrik zuhauf auf. Dort jedoch erleidet sie das »lyrische Subjekt«, während in ›Eine Messerspitze Blau‹ bereits, wenn auch erst nach und nach, dagegen opponiert wird. Die beiden Erinnerungsberichte ›Portrait der Autorin als gewöhnlicher Frau‹ weichen vor schmerzhaften Erfahrungen nicht zurück, böse, negative Momente, Zurückweisungen, Ängste bis an den Rand des Wahnsinns herrschen vor, und doch ließen sie sich nicht als pessimistisch oder gar larmoyant einstufen. Die Frau, der all dies widerfuhr, sieht hinter die Dämme, die sie selbst errichtet hat, widersetzt sich nicht den Gefühlen, die aktuell dadurch ausgelöst werden, und ist doch imstande, sie auf der Folie ihrer gesamten Lebenserfahrung zu betrachten, zu denen der Brustkrebs, die Operation und das Überleben gehören.

Die Ansichten der Überzeugungen, wodurch denn nun Krebs letztendlich ausgelöst werde, gehen heute wie vor zwanzig Jahren noch immer auseinander. Anne Cuneo thematisiert alle Theorien. Sind es die Hormone, die per Verhütungsmitteln nur wir Frauen schlucken? Sind es die Abgase, die der stetig wachsende Autoverkehr produziert? Sind psychische Faktoren die Ursache? Vielleicht ist es von allem ein wenig. Vielleicht etwas völlig anderes. Fakt ist: Eine endgültige, gesicherte Antwort ist bislang ausgeblieben.

Fakt ist aber ebenso: Bücher wie das vorliegende kön-

---

[*] ebda., S. 187

nen diese Frage zwar nicht beantworten, was sie aber hervorrufen, ist die Lust zu entdecken, was denn nun jene *Messerspitze Blau* ausmacht, von der im Titel des Buches die Rede ist.

Die Autorin bespricht die Frage mit einem Freund, einem Restaurator. Wie ist es möglich, die Farben der Fresken wiederzufinden, das Braun haargenau zum Beispiel, das ihr Schöpfer verwendet hat? Das, so sagt der Restaurator, finde man erst, wenn man jene Messerspitze Blau entdeckt habe, die der Maler seinem Braun beigegeben habe. *Es ist nur eine feine Nuance, aber solange man dieses kleine Detail nicht entdeckt hat, fehlt eine gewisse Schattierung, fehlt das Abgerundete . . .*

Um diese Prise, sagt die Autorin, geht es immer. Ein ganzes Leben lang und nicht nur angesichts des Todes.

Die Messerspitze Blau ist keine Ware.

Ich habe geglaubt, eine Brust sei wichtiger. Fast wäre ich euch auf den Leim gegangen. Und beinahe hätte diese Geschichte den Titel »Die Ablation« erhalten, als ob das Entscheidende hierin liegen würde.

Der Titel wäre so falsch nicht gewesen, unter der Voraussetzung, daß damit nicht nur die operative Amputation, sondern auch das geduldige Abtragen von Verhärtungen und das allmähliche Schmelzen von Vereisungen gemeint ist. Die *Messerspitze Blau* allerdings fügt eine Dimension hinzu, die in der Tat allzuleicht vergessen wird und doch überlebenswichtig ist: Jenes gewisse Etwas, das so schwer in Worte zu fassen ist und das uns manchmal in Gedichten als Ahnung entgegentritt:

Der Wind

Ich habe mein Fenster
Den vier Jahreszeiten geöffnet
und mein Herz
den vier Windrichtungen

Im enthüllten Innenleben
Meines Körpers
spüre ich
jeden Windhauch

Nordwind
bist du es
der zum Erstarren bringen wird
was ich liebe?

Ein Nachtgeviert
hat sich mit Sternen bedeckt
fröstelnde Tiefe
der Himmel verschleiert sich

Südwind
bist du es
der meine fahlen Morgen
erwärmen wird?

Eine Träne
ist über meine Wange geronnen
und ein Schluchzen des Himmels
ist zur Wolke geworden
Ostwind
bist du es
von dem die Hoffnung
auf helle Tage kommen wird?

Ich sehe den Zweig des Morgens
sich abzeichnen
mit dem gestreckten Flug der Schwalbe
über den weißen Himmel

Du bist es nicht
Westwind

der die Glut meines Herzens
schüren wird

Ich höre Seufzer
den Horizont beschweren
Wind
bist du es?*

Susanne Alge

---

* ebda., S. 211 ff.

Wie überlebe ich, daß ich überlebt habe?

Als eine Hautkrankheit die Journalistin Odile Grand befällt, muß sie sich der Konfrontation mit ihrem in Auschwitz ermordeten jüdischen Vater stellen. Um Frau und Tochter zu retten, hatte er sich der Gestapo in Frankreich ausgeliefert. Ein eindringlicher autobiographischer Roman, in Frankreich lange unter den ersten zehn der Bestsellerliste.

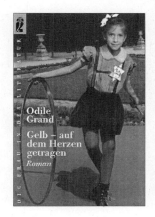

Odile Grand
Gelb – auf dem Herzen getragen
Roman
Deutsche Erstausgabe
200 Seiten
Ullstein TB 30417

Ullstein Taschenbuch

»*Ein eigenwilliger und ungewöhnlicher Kriminalroman.*« DER TAGESANZEIGER

»Man darf nicht bei denen sein, die sich vor der Macht ducken.« Nach diesem Motto versucht Simone Wander, eine erfolgreiche Untersuchungsrichterin und moderne, unabhängige Frau, gegen den Willen ihres Vorgesetzten einen als Unfall getarnten Mord aufzuklären. Wüßte sie es nicht besser, sie würde an ein Komplott zwischen der Untersuchungsbehörde und einem Chemiekonzern glauben. Doch dann wird ihr der Fall entzogen.

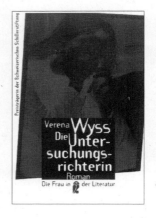

Vereny Wyss
Die Untersuchungsrichterin
Roman
200 Seiten
Ullstein TB 30402

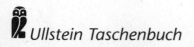
Ullstein Taschenbuch